天下文化
BELIEVE IN READING

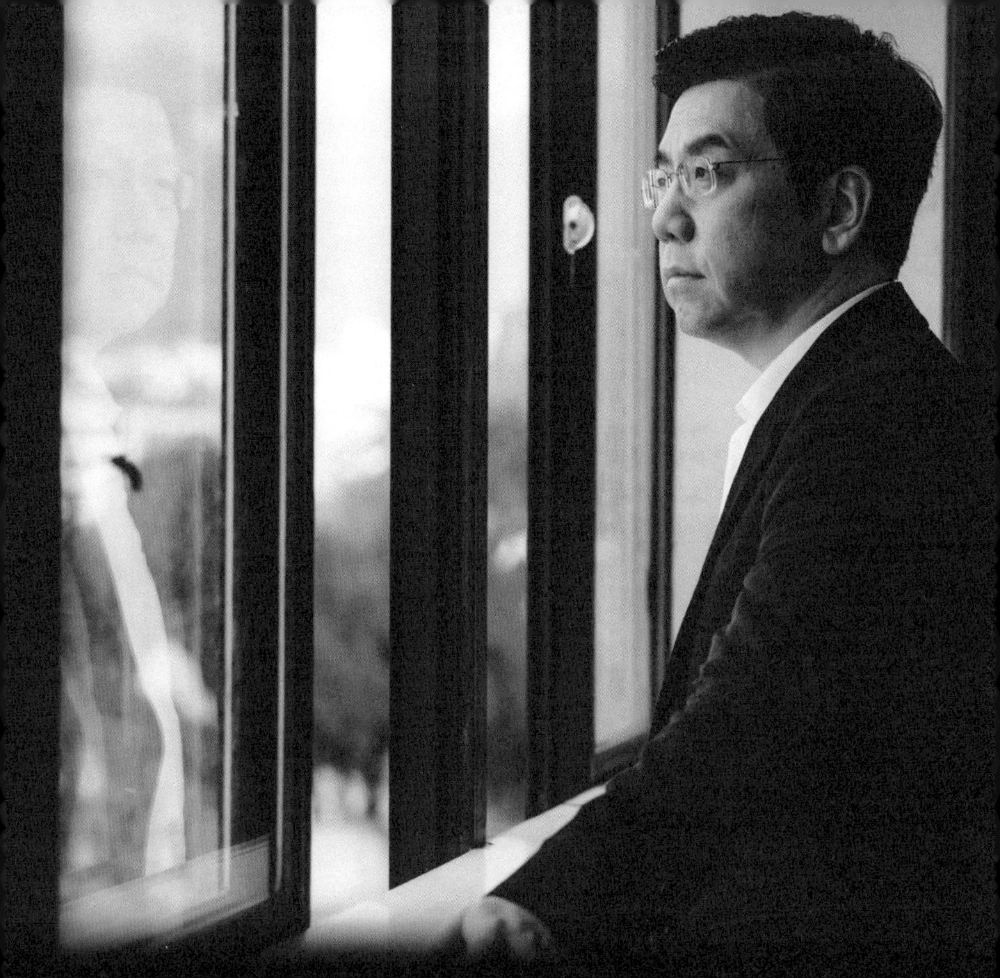

我修的死亡學分

李開復

目錄

自序 意外的假期 李開復 005

楔子 噩耗 008

第一部 與死亡交手

01 末日悄然來到 012

02 徘徊在地獄門 015

03 我身上有26顆腫瘤 020

04 未知死，焉知生 025

05 確診 029

06 徬徨歧路 032

07 自己研究病情 039

08 開始化療 043

09 我的人工血管 050

10 最後階段的治療 054

第二部 病中覺悟

01 與過世的父親「偶遇」 062

02 如果生命只剩一百天 067

03 與星雲大師對談 075

04 從容和自己競賽 083

05 墓誌銘檢測 088

06 放下驕傲 096

07 學會感恩 103

08 生命是最嚴厲的導師 109

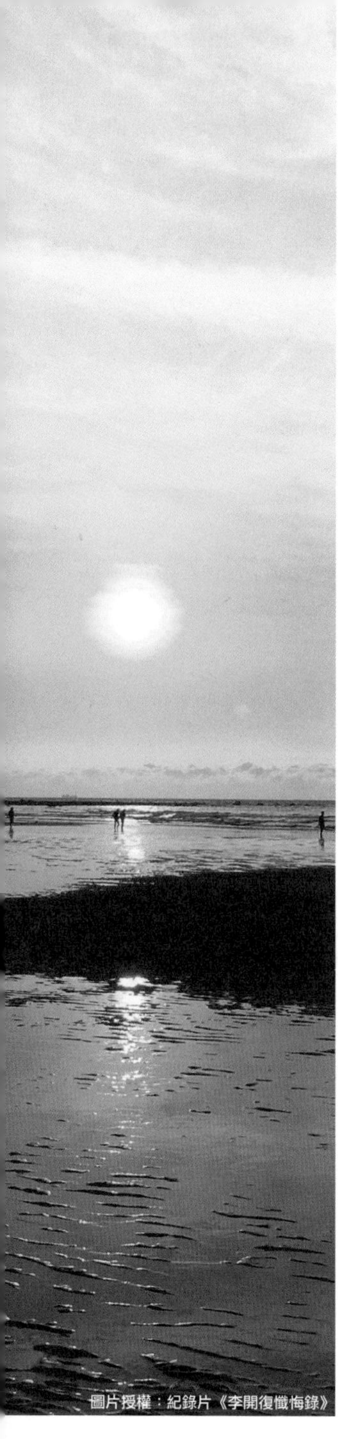

第三部　最有價值的人生

01 每天都是「最特殊的一天」 118
02 放開手，你就擁有全世界 129
03 做最真實的自己 137
04 樂助有緣人 145
05 平衡，讓人生更豐富 153

第四部　健康，我對自己的承諾

01 我的重生之路 168
02 癌症給我的禮物 173
03 天天睡得好，煩惱自然少 177
04 吃出健康 185
05 運動，活力的泉源 193
06 釋放壓力，身心通暢 197
07 涓滴儲蓄正能量 200
08 幽默感是我的良藥 206

第五部　家人，教我懂愛

01　追隨父親　214
02　我的老小孩　224
03　六位老天使　238
04　古之真人　249
05　我的開心設計師　263
06　守護一個快樂攝影師　272
07　設計我的家　288

後記　看穿生命的奧妙　302

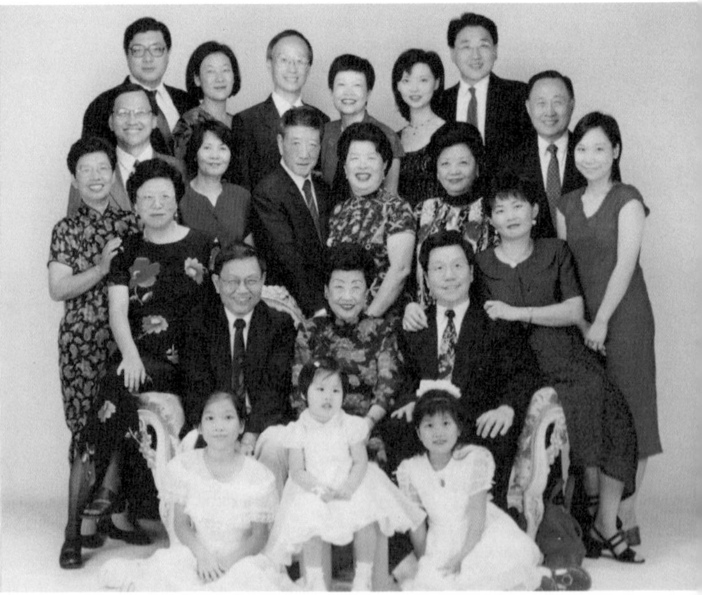

［自序］

意外的假期

李開復

我從沒想過自己竟會出版一本這樣的書。一直以來，我篤信且奉行不輟的人生信念是：做最好的自己、世界因你不同！我總是鞭策自己追求最有價值的人生，每時每刻都得好好善用，要讓自己的有限生命發揮最大的效益。

在癌症降臨之前，我的事業成就可說一帆風順。我二十六歲時，博士論文就得到《紐約時報》半版報導，被全美資訊工程學排名第一的卡內基美隆大學（CMU）破格授予教職；之後投效蘋果、微軟及 Google 這三大引領世界科技的公司，都快速得到拔擢，擔任當時華人最高階的職務；我還曾獲美國《時代雜誌》選為年度百大風雲人物；二〇〇九年，我更決心自己創業，意氣風發的創辦創新工場；在中國，我有數千萬的微博粉絲，是許多年輕人願意追隨的「青年導師」……數十年來，儘管勞碌繁忙，每天工作十五、六個小時，但我其實志得意滿，畢竟自己想做的事多半都能實踐，眼前還有無盡的前程，等待我去開拓。

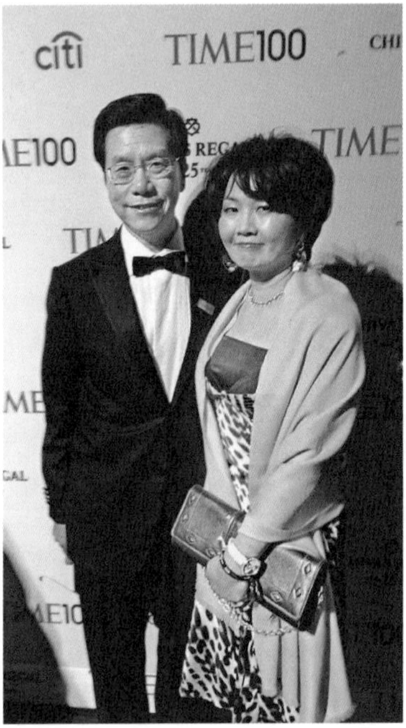

2013年我與歐巴馬、翁山蘇姬同時榮登全球百大影響力人物榜。

我始終奮鬥不懈，在人生的路上，學了很多，也得了很多，但顯然我學得還不夠，生命還想教我更多的功課。

在五十二歲生日前不久，我被醫生宣判得了第四期淋巴癌。身體在我多年來的摧殘之後，發出最嚴重的抗議，要我正視其存在；在毫無防備下，我戰慄的感受到死神和自己離得那麼近；和癌細胞交手的診治過程之辛苦，讓我彷彿從雲端瞬間墜落，剎那間，不知身在何處，渺小且無助。

我終於放下熱愛的工作，回到台灣接受治療，被迫補修死亡學分。這段不在我人生計畫裡的「假期」，意外讓我的生命有了深刻的迴旋，除了我的身體有待修補，沒想到，我的心靈也神奇的得到滋養。這是這本書之所以出現的原因。

我想告訴大家我在病中的體悟；這段期間我深深感受到身心的痛苦及家人無盡的愛，讓我懂得分辨什麼是真正有意義的、值得我奮力去追求。這段意外之旅還讓我看到自己過往的盲點，我所追求的「做最好的自己、世界因你不同」，本質上並沒有錯，但是多年來，名利的浮漲讓我不知不覺間偏離了軸心，以致迷眩其中，付出了沉重的代價而不自知。這場生死大病開了我的智慧，我依舊會盡力投身工作，讓世界更好；但我更真切知道，生命該怎麼過才是最圓滿的。

特別想感謝台大唐季祿醫師、李啟誠醫師高明的醫術，讓我順利通過身體的考驗，得有重生的契機；感謝永齡基金會吳良襄先生、陳基宏醫師、鄭慧正醫師、唐招君小姐耐心的指點、分析和幫助；感謝郭台銘先生對於血液腫瘤研究的無私捐贈，和有如兄長般的關懷；感謝這段期間相遇的新舊台灣朋友，給我另一扇窗，看到生命其他的可能；感謝無數大陸朋友不遠千里來探病，和經由網路傳達許多愛心和鼓勵；更感謝我的母親、妻女及兄姊，給我無限親情的溫暖，讓這個原本沉重而煎熬的假期，變得可以承受，甚至讓我不時充滿了幸福感。

書寫也是療癒及思考沉澱的很好途徑。謝謝鄧美玲、許耀雲及陳宣妙協助，讓這本書得以誕生，因而能和大家分享我最真實的生命經驗。衷心企盼讀者從中有所收穫，不須補修死亡學分，就能明白什麼是自己最該追尋的，能夠自我實現，擁有理想的人生。

楔子 噩耗

「哇！」穿著白袍的檢驗師突然喊出聲來。我被他嚇了一跳，連忙轉頭看他，只見他癱在椅子上，整個身子往椅背靠。「怎麼啦！很糟是嗎？」我試探性的問。他臉色發白、猛搖頭，就是不肯開口。

經過我再三追問，他才勉強說出話來：「這太不尋常了！一般人如果有毛病，頂多兩、三個亮點，你居然……」

「有幾個？」我也不禁緊張起來。

他指著螢幕：「你自己看！」我茫然看著電腦螢幕，只見到一片漆黑之中，布滿數不清的白色亮點，像是夜空裡閃閃發亮的星星。

剎那間，儘管還沒確診，已讓我從雲端重重摔了下來似的，再怎麼冷靜自持，也難言喻心頭的震撼。我彷彿看見自己那美好的經歷與前程，瞬時像碎紙片一樣飄落……檢驗技師一語不發，更讓我覺得不妙。我恐慌的忖度著，電腦螢幕上的亮點是否正在控訴一項事實：你肚子裡長了數十顆

「腫瘤」，現在，已是個瀕臨生死邊緣的癌末病人！

想到自己可能的病況，想到死神竟這麼近距離的逼來，胸臆間忽然充滿莫名的憤怒：我一生勤勤懇懇，從來沒做虧心事，這種絕症怎麼會發生在我身上？我不接受這種判決！

絕望中，一向樂觀的我忍不住冒出一絲卑微的盼望，自我安慰著：或許那片子不是從自己肚子裡照出的，而是檢驗人員開錯檔案；明早一覺醒來，或許會發現：「原來是自己嚇自己的一場惡夢！」

這真是身經百戰的我從未遇過的境況！從病房高樓隔著玻璃窗往外望，外面的世界依然忙碌，陽光燦爛，但我完全無法感覺到一絲溫暖，只覺得好冷！

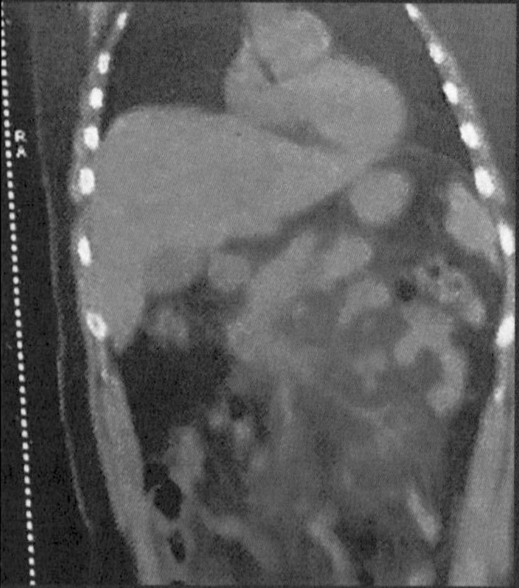

部

與死亡交手

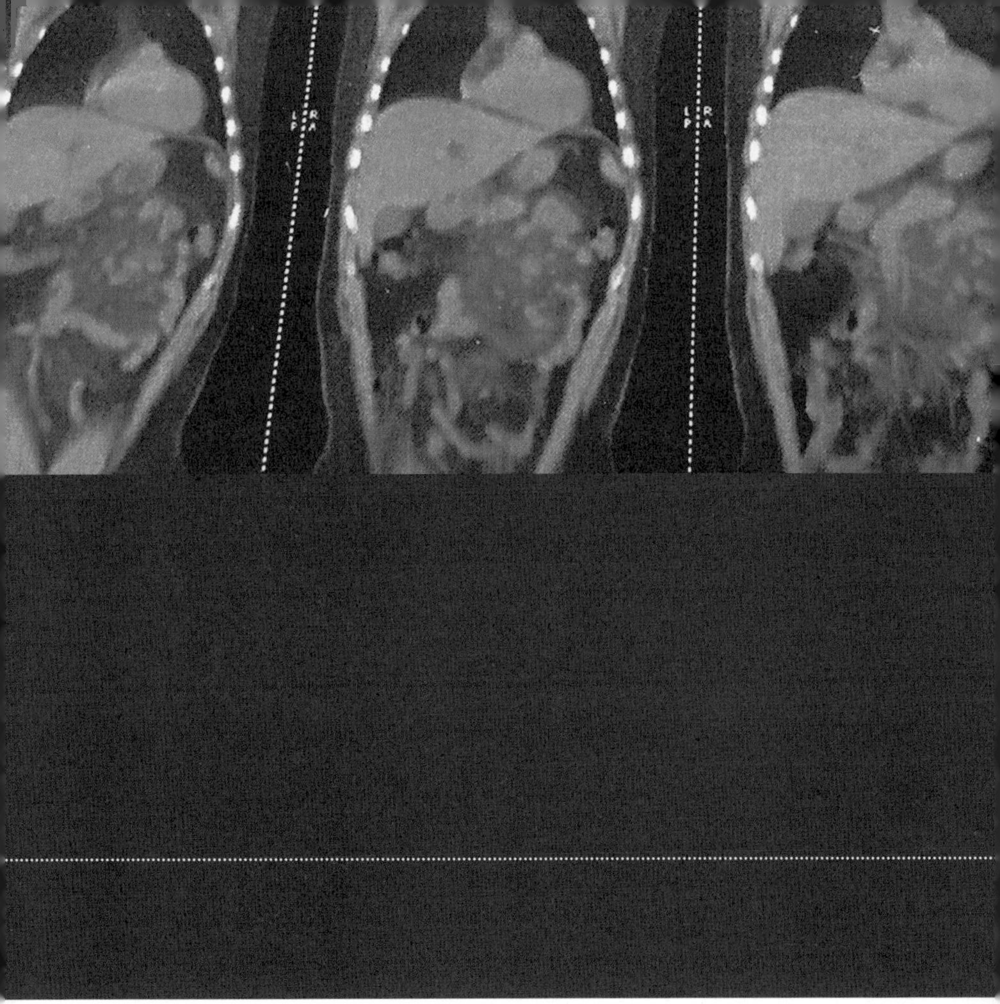
L R
P A
L R
P A

01 末日悄然來到

根據瑪雅預言，二○一二年十二月二十一日，地球將降臨浩劫，迎向末日。

儘管末日傳說滿天飛，我原本緊湊的行程卻絲毫不受影響，一如往常般意氣風發的推動各項工作。更特別擠出了幾天時間，陪著放假中的小女兒德亭到歐洲旅行，讓平日忙於公務、無暇關心她的我，可以和她多相處，稍稍彌補做父親的歉疚。

我們走過幾個陽光炙烈的法國南方城市；也在人潮擁擠的義大利威尼斯悠閒逛街、享受美食。不管去到哪裡，只要能上網，我就可以跟北京的同事，還有全球的投資人密切互動；我甚至還發了幾條微博，持續關注國內外的最新動態。

晴天裡的陰霾

某天下午，我跟德亭在威尼斯下了貢多拉小舟，正在知名的 Gelato Fantasy 品嘗美味的義式冰淇淋時，太太先鈴就來了電話。互問平安之後，她話鋒一轉，說起了好友的健康問題。「好可怕！張大姊昨天檢查出來，說是肺腺癌第四期，醫師說，情況很不妙。」美景當前，我敷衍了兩句便想打發，哪料到先鈴非常堅持，要我趕緊找時間回來檢查：「張大姊生活規律、飲食清淡，也沒有家

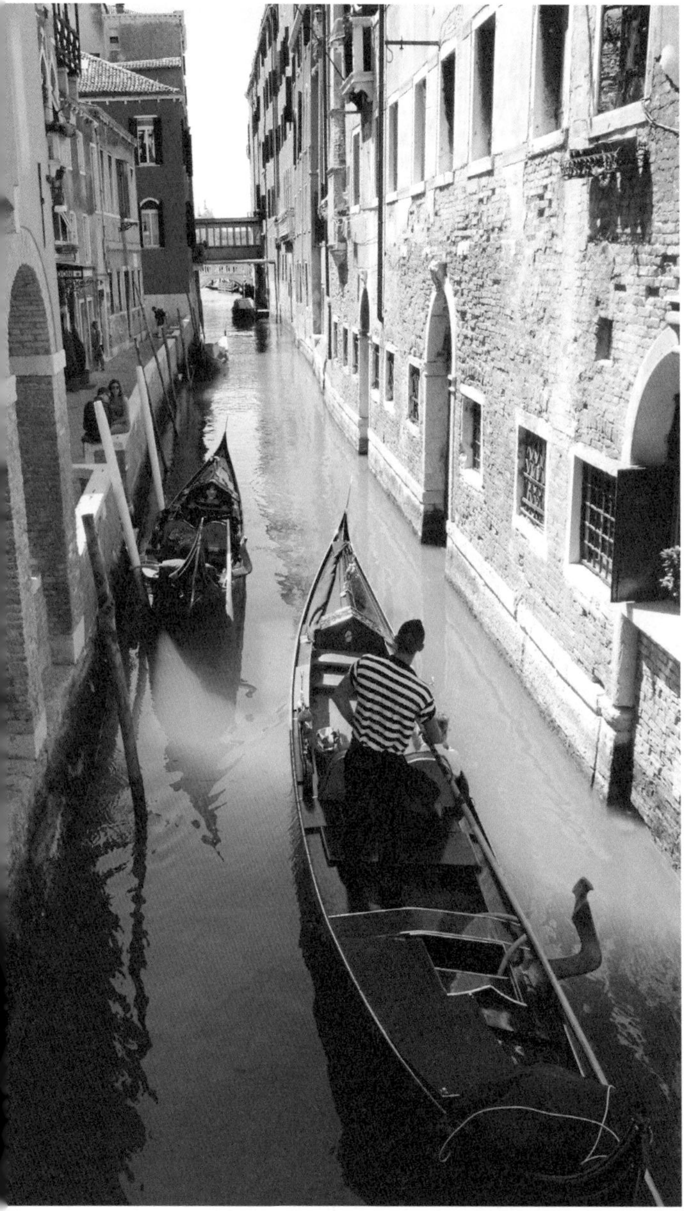

穿梭威尼斯曲折水道的貢多拉小舟。（李德亭攝）

族病史，只是心血來潮去做一次健康檢查，就發現是末期了。真是太可怕了！」

「好啦！妳別胡思亂想，我好得很！」

「我不管，你一定要找時間回來檢查。把電話交給妹妹，我要跟她說話。」

我轉身把電話交給小女兒，還跟她扮了一個鬼臉。德亭慧黠的一笑，接過電話就開始跟媽媽撒嬌、談天起來。

我坐在聖馬可廣場上，看著來自世界各地的旅人，成群的鴿子飛起、落下，美麗的運河波光粼粼，閃閃發亮。啊！世界如此美好，我心裡滿足的喟嘆著，完全沒想到癌細胞正悄悄攻占我的身體，在我身體內有個角落，正往腐朽衰敗緩緩靠近。

旅程結束，我很快回到工作崗位，繼續為理想的事業奮鬥。先鈴並沒忘記時時盯著我回台灣做檢查，只是我一拖再拖，拖了好幾個月，才終於在台北進行了健康檢查。

我的初衷是想讓太太安心，所以就近到太太娘家附近的醫院，做了一個標準流程的健康檢查。當天的初步報告顯示沒有太大問題，於是我飛回北京，照樣興致勃勃的賣力工作；但是，三週之後，詳細的報告出爐，我的生活就像被投下一顆炸彈，起了翻天覆地的變化。

02 徘徊在地獄門前

「李先生，請盡快來做進一步的檢查！」

收到醫院通知的那天，我正和員工做團隊凝聚（Team building）的訓練，雖然有些意外，但總覺得不是大事，還和大家玩遊戲到凌晨三點才離開。要我立即趕回台北實在很難，我天天有一大堆排定的會議，當然不能臨時取消，說走就走，因此，雖然醫院緊急要我再去複查，我還是不情願的拖了幾天才回去。

剛開始，院方對於報告結果總是不肯完整的說清楚，對於腹部影像圖的陰影只說可能是這樣、也可能是那樣，雖然我很清楚表達了想要知道真相的態度，醫生仍一貫回答：「現在還不能確定，我們再做個檢查看看吧！」老實說，這時的我，心裡還存著一絲僥倖；我知道，我就是睡得太少，吃得太油，但誰不是這樣的？說不定是機器有問題吧！還是醫院太想賺錢了？我的身體好得很哪！

漫長的檢查歷程

為了查出腹部的陰影是腫瘤嗎？良性或是惡性腫瘤？醫師希望我做穿刺，不成功再開刀。我問醫師，為什麼不乾脆直接做ＰＥＴ（正子攝影）？醫師告訴我，ＰＥＴ並不絕對，何況照出來沒有腫瘤，不能保證百分之百沒有；但照出來有，大概就是有了。好吧，還是尊重醫師專業，配合就是。

在進出醫院多次卻又搞不清楚狀況之下，家人於是建議我轉到另一家更有名的醫院就診，只是這麼一來，所有的檢查又得從頭來過。

足足有兩個多月，我不斷重複掛號、等待，遊走於不同科別的醫生診間，一次又一次坐在候診區，百無聊賴的等候久久才變換一次的看診燈號。而醫師為了確認腹部的腫瘤是原發性或是轉移，要求把所有可能的病灶全都檢查過，所以除了安排我做多次的核磁共振（ＭＲＩ）、各式各樣的斷層掃描、全身的ＣＴ（電腦斷層），連腸鏡、胃鏡也都一一體驗了。

不管商場上成績如何耀眼，此時躺臥在診療床上的我，只能眼睜睜看著一根長長的攝影管從口腔、肛門，慢慢推到身體內部；而我躺在那兒，動也不敢動，心底飽脹著無限的悲哀和恐懼。

我努力正面思考，自我催眠健康沒問題，工作、微博還是如常的活躍著，但醫師一直沒有解除

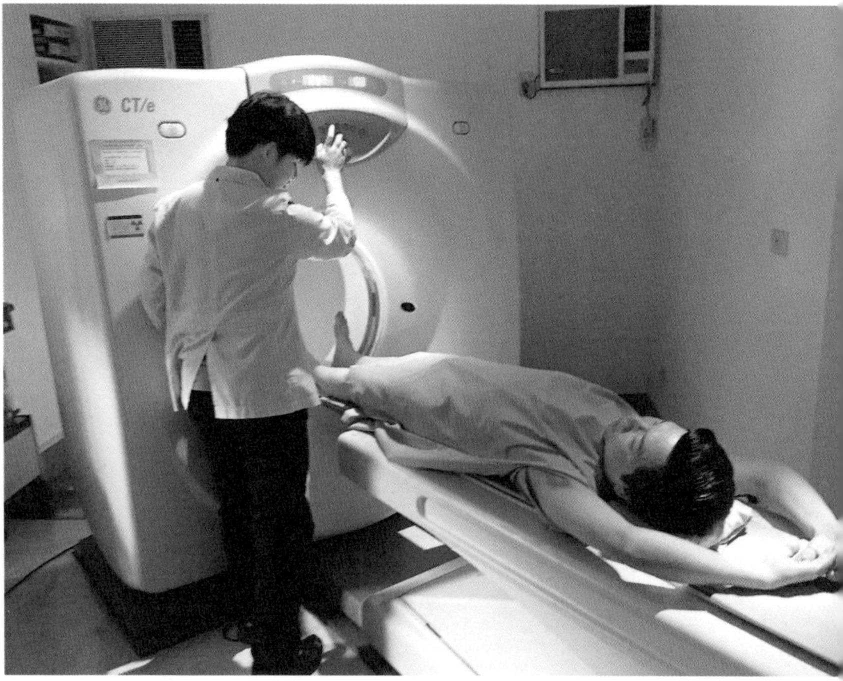

連番做了各項檢查，終於準備做正子攝影確認是否有腫瘤。

我身體有恙的警報，一個又一個做檢查、聽報告的過程，更讓一波波不安、煩躁的情緒湧上心頭。我漸漸失去了耐性，日復一日活在憂懼、憤怒之中。

我真的病了嗎？不！我還有這麼多要做的事，我死了，我親愛的的家人怎麼辦？公司怎麼辦？我不能死！老天爺不會這麼愚蠢！

我曾聽人家說，中醫把身體健康、無病無痛的人稱為「平人」。健康狀態保持平衡、可以平安度日，那是「平人」；

健康失衡，平順的日子開始要起風波了，生死未卜、前路茫茫，那就是「病人」。

從未把健康放在心上、一向以追求最大成就自許的我，到此才明白，現在的自己連要做一個簡簡單單的「平人」都很難，遑論其他！

偶遇熱情粉絲

連番做了各種檢查之後，醫師終於安排我做正子攝影。我滑著手機，枯坐在醫院的等候區，偶爾抬頭巡看，只見身旁三三兩兩的人，每個人臉上都帶著悽惶的顏色。不知道別人看我是不是也這樣想？只覺得醫院的冷氣似乎開得太強了，難道是我穿得太少了？我拉緊衣服，設法讓自己暖一點。

這時，一個陌生的年輕醫師朝我走來，我的眼光迎向他，是來叫我去檢查的嗎？結果不是。他臉上堆滿笑容，熱切的對我伸出雙手：「開復老師！你好！我是你的粉絲。」

我好一會兒才回過神，趕緊站起來：「不敢不敢！你在這兒工作嗎？」

「我剛升住院醫師。聽說你今天會來做檢查，刻意彎過來看看，沒想到真的遇到你了。」他看起來很年輕，像個大男孩。不知道是誰說的，有一天，當你發現你的醫師看起來都很年輕，就表示你已經老了。想到這裡，我心裡暗暗嘆了口氣。

「你的書我都讀過了！真的謝謝你，給我很多幫助。……」過去我常遇到陌生人這樣對我說，但在醫院，在我正軟弱無助的時候，這還是第一回。不知道為什麼，一股熱流從胸口湧上來，哽在我的喉嚨裡。

「我從你的書裡找到了自己的方向……。本來，我很迷惘。我會當醫師並不是我個人意願，只是因為功課好，整個家族都希望我當醫生……」年輕的醫師輕輕說著自己的故事。

這種故事很多，尤其在台灣，最優秀的高中畢業生，不論是不是真的熱愛醫療，很多人都把醫學院當成第一志願。我不曉得我的書是怎樣幫助了他，不過，在我自己也對生命感到徬徨的時候，知道自己過去所做的事在無形中確實影響了許多人，我的心，又踏實了！

「李開復先生、李開復先生在嗎？」一位護理師站在走廊上喊。我站起來，跟年輕醫師握握手，真誠的說：「謝謝你！希望你工作愉快！」

他跟我揮揮手，我轉身走進正子攝影室。

03 我身上有26顆腫瘤

按照流程，做完了正子攝影，必須再等一個星期後的醫師門診時間，才能知道結果。想到還要再忍受一個星期狀況不明的折磨，我的心開始蠢蠢欲動……

我鼓起勇氣，走到負責操作儀器的檢驗技師身邊，開口說：「不好意思！我想……」

他停下滑鼠，轉頭看了我一眼。「什麼事？」

「我想，可不可以麻煩您先告訴我，剛剛的檢查，有沒有發現什麼？」

「這我不能講，我不是專業醫師，這不是我的權限！」他的語氣很重，把我好不容易才凝聚起來的意圖打成碎片。我本想算了，但很快又鼓起勇氣說：「我知道！可是，你看我接下來一整個星期還能工作嗎？我保證，即使你看錯了，我也不會怪你！更不會讓醫師知道……。」我幾乎是在哀求他了。

「真的不行啦！」他乾脆回到自己的工作上，看都不看我一眼。

「拜託、拜託！真的拜託！」我決心賴到底，再怎麼都不放棄。

他看拗不過我，嘆了一口氣：「我真的沒有權限讓病人知道檢驗結果！……這樣好了，你自己看，正子攝影本來就不需要特別技術，一般人像你這樣也能看得懂。你只要看畫面上有多少亮點就好了。」他邊說邊接走我的健保卡，熟練的打開我的檔案……。我趕緊趨上前，一起瞪著他面前那方小小的電腦螢幕。

「哇！」檢驗技師不知怎的，滿臉詫異。

經過我再三追問，他才勉強開口：「這太不尋常了！一般人如果有毛病，頂多兩、三個亮點，可是你居然……你自己看！」

我茫然看著電腦螢幕，只見到一片漆黑之中，二十幾個紅咚咚的火球，在我的肚裡燃燒。

悽惶中走出醫院，我的心情跌到谷底。腦中轉著一個又一個念頭，除了再找良醫確診，忽然悲傷又理智的想到，如果我的生命所剩無多，現在該做好哪些準備？

預立遺囑

第二天我當機立斷，決定做最壞的打算，為了先鈴跟孩子，無論如何我都得把遺囑準備好。於是我立刻採取行動，到一家頗有聲譽的律師事務所，請他們協助。律師給了我一疊表格，並花了幾個鐘頭仔細向我解說遺囑的類別，以及填寫表格的注意事項。我一向自詡條理分明、不怕表格，可是依照台灣法律規定，一份遺囑所需要準備的資料，還真是煩人。

在死亡面前跟法律打交道，這真是極為弔詭的一件事！死亡何其傷感，法律又是何其冷酷、無情。我獨坐桌前，把遺囑需要的文件攤了一桌子，一邊深陷在生命即將走到終點的哀傷裡，一邊又得極度理智而冷靜的，仔細思索身後事該怎麼安排。

一份正式的遺囑，必須嚴謹、周密的全盤考量。律師告訴我，我的遺囑必須考量幾個面向。其一是，假如我死了，我的遺產要如何分配給太太和兩個女兒？其二是，假如太太和我同時死了，遺產如何分配？其三、假如不幸我和太太跟一個女兒同時死亡，財產如何分配？其四、假如太太跟兩個女兒和我不幸同時死亡，又該如何分配？

天哪！想到這些可能，我不寒而慄！然而，人間世事之荒謬，就在於你明知道它是荒謬的，可是又非做不可。我拿起筆，開始一個字、一個字的寫下遺囑。

依照規定，這一式四份的遺囑，總共二十四頁，還必須是本人手寫才有效力。我從十一歲赴美，就很少有機會手寫中文，即便後來在中國工作，中文用得多了，也都是電腦鍵盤敲打出來的。

這一回為了寫遺囑，我必須工工整整、一個字一個字的親自抄寫，每一個地方的姓名、地址、電話、身分證字號等等，更不能有一字修改、塗寫，只要一處有錯，就得全部重來。

律師把一疊厚厚的文件交給我時，意味深長的說了一句：「李先生，你慢慢寫，別急！」然而只要一想到自己來日不多，心裡驚惶得不得了，要我怎麼靜下心來慢慢寫？不知道其他人是怎麼面對這種抄寫工作？一個健康的人寫起來可能不那麼辛苦，而我在身心俱疲的情況下勉力而為，還要壓抑時不時冒出來的煩躁、氣悶：「我才五十出頭，人生就要結束了？」才寫到第二份，已重謄了幾十次，真是痛苦不堪！我邊寫邊抱怨：「這不是折磨人嘛！我現在還能挺著體力寫，要真已經病入膏肓，誰還有力氣寫啊？」按捺住情緒，想著先鈴、孩子，勉為其難的整整費了一天半，終於完成這個苦差事。

帶著惆悵又不安的心情，我回到家。面對家人關切的詢問，我完全不知如何啟齒，當然，更沒有提立遺囑的事，只是支吾其辭，模糊以對。往後幾天雖然如常工作，但我過得很不好，心思不寧，睡眠品質也更糟了。

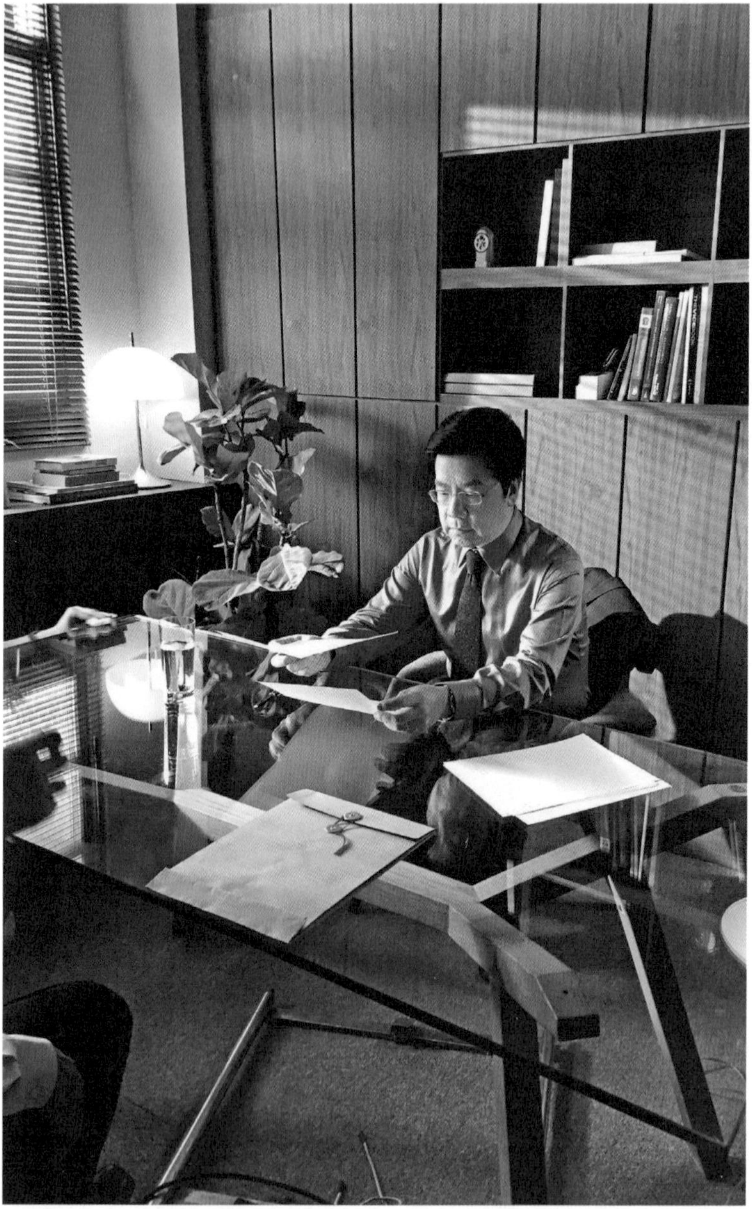

在死亡的威脅下，還得冷靜、周密的思考身後事，矛盾諷刺之至。

04

未知死，焉知生

一星期後，終於回診看報告，正式聆聽宣判。醫師看了我PET照出來的片子，甚至不敢直視我的眼睛，告訴我實情。他安慰我，正子檢查未必百分之百準確，他也不是癌症專科醫師，檢查到現在還說不準腹部照出來的二十幾顆亮點，是否一定是惡性腫瘤，仍有可能是發炎。我的心情勉強止跌回穩，在密雲不雨當中，看到一絲絲希望。

可是，當我再問：「如果不是發炎，而是腫瘤，那會是什麼狀況？」

醫師搖搖頭，頓了頓，才慢騰騰的說：「現在過於悲觀或太過樂觀都不好，我看我們還是按照程序一步一步來。你先去做個腹部穿刺，看看這些東西到底是什麼？」

滿懷希望被澆了一頭冷水，有點洩氣。但沒過一會兒，我再度提醒自己，病人最需要的就是信心和勇氣，過去不管遇到什麼困難，我都能夠迎刃而解，這一回，我無論如何，都要相信身體可以陪我挺過這一關。

可是，等到做腹部穿刺檢查時，我的信心又馬上潰散了一地，簡直無法收拾。他們先給我看一根大約三十公分的長針，告訴我要先用一根中空的針管插到腹部定位，再從針管裡插入一根細針去抽取腫瘤裡的細胞組織。由於我的腫瘤都長在腸繫膜裡，腫瘤是軟的，包裹著它的腸繫膜也是軟的，裡面還有很多液體，管子一戳它就跑，還需要先照CT定位。儘管如此，做穿刺時，我還是必須保持不動，不然就有可能戳到別的地方，功虧一簣。

雖有局部麻醉，但眼睜睜看著一根長針慢慢扎進肚子裡，那種心理衝擊還真是恐怖，況且我前後總共做了二十幾次，醫師累得滿頭大汗，我也搞得筋疲力竭。

過去我一直以為我是信心堅定的，我也不斷提醒年輕朋友，信心堅定是多麼的重要！我從來不知道，當身體受到病痛威脅、折磨時，過去用理性頭腦堆疊起來的信心完全幫不上忙！我只想逃，或者閉上眼睛試圖閃躲，甚至也會呼天喊地，大聲哀叫。

後來不知道在哪本書上看到，這種出於身體的本能反應，其實是生命的自我防衛系統。只是我習慣用意志力控制一切，病中才發現，身體對疼痛的反應竟然有我控制不了的時候。那麼，生命裡是不是還有更多神祕的領域，也是我無法探知、無法控制的呢？我也茫然了。

與死亡討價還價

夜晚，我躺在床上輾轉難眠，思緒漫飛。一會兒想到我不得不暫停的工作，一會兒又想到創新工場續滿懷壯志為創業者付出的同事……。想想才隔多久，我的世界已經完全不一樣了。我彷彿被禁閉在一間玻璃屋子裡，雖然可以看到、聽到外面的世界，但那個活色生香的世界已經完全不屬於我。

想到我的母親與家人，更難過自己對他們有這麼多的虧欠。我的母親已經高齡九十好幾了，我是她老來得子的么兒，她一向把我捧在手掌心，可是我從十一歲到美國當小留學生，及至少壯之齡工作、創業，除了短暫的休假能回家陪陪她，大部分時候都是遠走他鄉，讓她年年為我倚門而望……。黑暗之中，我忍不住悲從中來。

生死學大師伊莉莎白・庫伯勒・羅絲指出，人在面對疾病、死亡、悲傷等重大失落時，會有「五個階段」的心理反應──否認、憤怒、討價還價、沮喪、接受。

在確診是淋巴癌之前，我的心情分分秒秒在前面幾個階段翻騰。我痛責老天之餘，天天上網筆戰結仇，藉著針砭時事宣洩自己無所適從的惶恐和憤怒。

我到底犯了什麼錯？我一次又一次在腦海裡反覆搜索答案。

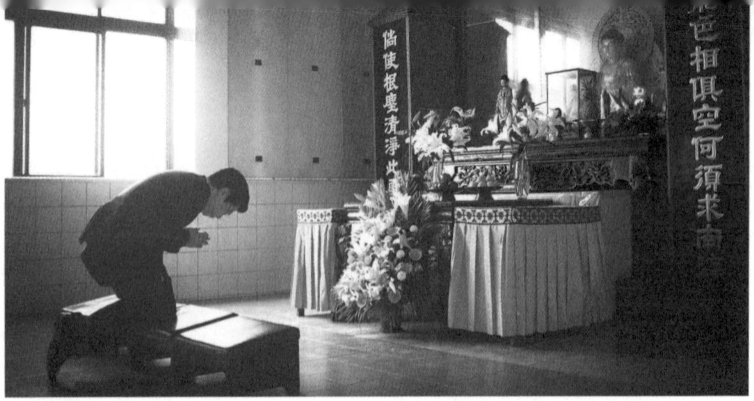

知道罹癌後，我既憤怒又悲傷，甚至一次次跟上帝、菩薩、諸神討價還價，懺悔過往。

是北京的霧霾和地溝油嗎？是微軟官司期間我的心理壓力？還是我長期過於講究時間效率造成的精神緊張？或者，是我從小就爭強好勝的個性導致細胞不安？

那二十多顆淋巴腫瘤，吸足了化驗劑裡的糖分，宛如閃閃發光的小雞蛋，在我腦海裡揮之不去。我的心情盪到谷底，無法平復。

等到我不得不承認，是自己過去沒日沒夜的拚鬥，把身體拖進了惡疾的深淵，我開始一次又一次跟神明討價還價，不斷向上帝、菩薩、諸神祈求：「拜託再給我一次機會，只要讓這場病趕快過去，我一定痛改前非，盡力彌補……。」我虔誠祈求上蒼，只要讓我躲開癌症，我絕對早睡早起，改過向上。若是真的躲不了，也請讓我病情減輕，給我機會重返生活，彌補過去的缺憾，包括對母親、對妻子和兩個女兒的虧欠。

對於死亡，我完全沒做好準備。我還有雄心壯志，還有很多夢想沒有完成，我求生的意志無比強悍……，只要有一絲絲存活下來的希望，我絕不放棄。只是，真的能闖過這一關嗎？我一點把握也沒有！

05

確診

做穿刺檢查的前一天，我參加了一個餐會。席間，高希均教授首先發現我瘦了許多，接著，郭台銘先生特意把我拉到角落，不但仔細詢問我的狀況，還鄭重告誡我：「開復啊！自己的健康千萬不能大意！這樣吧！我當年為了救弟弟，跟台灣最好的血液腫瘤科專家都成為朋友了，我來安排，你馬上去找他們。」他一邊說，一邊就撥了電話。

在他的協助下，我轉診到了台大醫院，由頂尖醫療團隊為我治療。很快的，台大安排我做了腹腔鏡手術，取出一大塊腫瘤樣本，再做組織培養。兩天後，報告就出來了。

身體裡的隱形炸彈

「李先生，我們確定是淋巴癌第四期了！」主治醫師唐季祿輕輕的說，彷佛口氣稍稍重一點，就會把我壓垮似的！其他三位醫師個個面色凝重的圍坐在我旁邊，但沒有一個人敢看著我。我的目光只能落在主治醫師臉上，他試圖閃開，迅速低下頭，但又不得不抬起頭來迎向我。

「怎麼可能！我沒有任何不舒服呀！」儘管心裡早知不妙，我還是和醫生抗議著。雖然報告顯示我的腹部有二十幾顆淋巴腫瘤，但除了長期睡眠不足，淋巴癌的幾個主要症狀如盜汗、失眠、身體癢、發燒、不明腫塊……，我一個症狀也沒有呀？

「是是是！確實是這樣！你的狀況的確有點特殊，我們把你的案例送到美國跟幾位專家討論，你的癌細胞全都集中在下腹腔，並沒有擴散到橫隔膜以上，骨髓也沒有感染，但腫瘤的數量實在太多了，嚴格說來，還是要歸類在第四期！」

「您的意思是…？」我的心繃得像石頭，腦海裡一片混亂。

「其實也不用太緊張，淋巴癌第四期跟肺癌、肝癌四期不完全一樣，不見得就是末期癌症，治癒的希望還是很大的……」唐醫師趕緊安慰我。

這時候，前一家醫院的檢查報告也出來了。答案都一樣，濾泡性淋巴癌第四期！醫師還同時加碼，告知我淋巴癌是無法治癒的，這輩子它都會潛伏在我的體內。這就像是身上背著一個未爆彈，跟我形影不離；只要我一不留心、稍稍逾越了它能忍受的界限，就會把我徹底摧毀。

我正處在人生最好的時候，我身上還帶著經歷過蘋果、微軟和 Google 打磨過的光環；我婉拒了Google以優渥的條件挽留我，躊躇滿志的自己出面籌組創新工場，希望能幫助有才華、有創意的年輕人開創事業；各界對我投以高度的關注，投資人對我信賴有加，許多令人讚賞的優秀人才願意跟我一起努力……。我在微博擁有五千多萬粉絲，影響力與日俱增……。一切一切，幾乎算是完美無缺了，可是，老天卻在此時給了我狠狠的一擊！

之前，我始終存著一絲幻想與期待，在醫師還沒有確診癌症病情前，我一直沒把可能是淋巴癌第四期的消息告訴任何人，尤其不知道該怎麼跟先鈴說。她自二十二歲與我共組家庭，就一心一意的把全副精神、力氣，投注在我們一手打造起來的家。我跟孩子就是她的全世界，假如我真有個三長兩短，她怎麼辦？孩子怎麼辦？一想到這裡，我的心都碎了！男兒有淚不輕彈，人生到此，我也禁不住兩行熱淚……。

06 徬徨歧路

過往的日子訓練我，專業人士不該在眾人面前有個人情緒起伏。我時時警醒著自己，保持專業、完美的形象。行程緊湊，我沒有時間也捨不得抽時間運動，我總是鞭策著自己，任何時刻都要發揮最大效益。

我一直篤信「付出總有回報」，出差的時候吩咐祕書盡量選紅眼航班，在飛機上過夜，下了機可以立即洽公。我承諾所有員工，收到郵件十分鐘內一定回信，大半夜也一樣！在我生病前，床頭的筆記型電腦是從不關機的，e-mail送達的聲音一響，我立刻從床上彈起來……努力把「效率第一，永不懈怠」做為自己的標籤。

平日飲食更是稱不上健康，貪圖膏粱厚味，問到餐廳的拿手「肉」，我如數家珍，真要上點蔬菜，那就「隨便來吧，反正都好吃不到哪裡去，當藥一樣吃就好了」。最後，我為這一切付出了沉重的代價。正如康復之後好友陳文茜笑我的：「你引以為傲的效率，最後都變身肚子裡亮晶晶的腫瘤啦！」

多管齊下，奮力自救

當被醫師判定，我是「淋巴癌第四期，腹部有二十幾個腫瘤，情況不樂觀……」，我儘管悲愁莫名，仍決心全力一搏！因而，我盡一切努力，想要找出可能的救命方法，不論哪一種，只要能救命，我都願意試！第一個嘗試的就是中醫。

中醫可以找出疾病的生理成因，更高明的還能「不治已病，治未病」。可是我已經病成這樣，要調整全身臟腑的陰陽平衡，也不是一時半刻可以做到的；何況像我這樣的凡夫俗子，這種治病方法緩不濟急，也沒有具體路徑可以依循，只求中西醫併治，能多管齊下，早日康復。

於是透過朋友的輾轉介紹，尋訪到一位名醫，據聞他診治的病人不乏達官貴人。中醫師把脈之後認為，確實有腫瘤，只是無法分辨惡性、良性，但從脈象看來，應該沒事。所以他只給我開了些發散化瘀的藥，如果是良性腫瘤，慢慢就可以化掉了。

這太令人振奮了！我趕緊抓了好幾帖藥，乖乖在家煎藥、吃藥。直到有一天，唐醫師看過我的各項檢查報告後，不經意的問了一句：「你是不是還有吃其他營養品或是中草藥？」

「怎麼了嗎？」我還猶豫著要不要主動提出來跟醫師討論。

「目前還沒看到什麼，不過，李先生，我一定要提醒你，因為中藥的成分比較複雜，有很多無法測知的成分，為了讓整個治療在可監測、控制的狀態下進行，我強烈建議你在治療期間不要服中藥。」他的態度溫和，可是語氣強硬，跟平時不太一樣。

我忍不住反問唐醫師：「可是身體本來就沒辦法完全監控啊！誰曉得中藥能不能促進身體產生一些無法測知的機轉，然後好得更快？」

「話是沒錯，如果病情好轉，那當然值得恭喜。問題是，我們最怕中藥產生的反應是我們看不懂、也無法處理的，那就會干擾整個治療。萬一有危險，那就很麻煩了。」看得出來，醫師常需要跟病人解釋這個問題。這個講法我也能接受，仔細想想，也好，那就暫停中藥吧！只是想到當初花了那麼大功夫才掛到號，心中不免有點遺憾。

不吃藥，食補總可以吧！

我還找過另一位中醫，他的理論是：所有的人體質都太寒，我會生病跟這脫不了干係。他的醫治方式就是每天喝大量薑水，改善體質；等體質變好了，再吃藥治病。做菜用薑可以增添滋味，可是五斤生薑煮水，不僅辛辣難以入口，而且味道很難聞。我勉強捏著鼻子喝完一天的分量，就發誓再也不喝了！

五花八門的另類療法

除了中醫，我也試了幾種另類療法。朋友介紹我一種能量療法，不用吃藥打針，又能搭配中、西醫治療，不僅不會產生阻抗，還可以強化療效。

在氣氛舒適、怡人的診療間，醫師先是測量我全身的氣脈，了解我的身體能量品質。結論是我全身器官的能量明顯不足，尤其以腸道跟淋巴為甚。

聽到這裡，我心一沉，馬上問：「那怎麼辦？有方法處理嗎？」

醫師微笑點頭說：「當然有辦法，但要看你對我們有沒有信心。信心很重要。」

「那不就跟安慰劑一樣嗎？」我想也沒想就脫口而出。

「當然不一樣。我們採行的療法是利用訊息能量來治病，它是確實有療效的。如果病人沒有信心，就不能跟能量產生和諧共振，效果當然大打折扣。」。

測完了氣脈能量，接著又開始檢測負能量汙染，包括電磁波、重金屬或是病菌感染，結論比西醫的檢查報告更讓人沮喪。我身上確實中了很多毒，除了霧霾、電腦、電磁波的汙染、睡眠品質不足，甚至還有負面情緒的汙染。

花了大半天時間，我最後領到一張長長的清單，上面詳列還有多少隱而未發的毛病，包括我長期「不接地氣」！這真是匪夷所思。過去總以為「不接地氣」是指人不知民間疾苦、不明白基層情形；沒想到「不接地氣」還會讓睡眠品質不佳。他們建議我使用一種特殊床單，床單接上電線，然後拉一根長長的線插進窗外的土裡，好讓我接地氣。

買了新床單回家，還千恩萬謝的拜託大樓管理員幫忙，勞師動眾把管線接到大樓的中庭花園。頭幾個晚上確實睡得不錯，連安眠藥都停了，可是過不了多久，又故態復萌。可能是我太焦慮病情，煩惱著未來的治療能否順利？萬一有個萬一，怎麼辦？……我的腦袋充斥著各種想像，要靜下來睡個好覺，簡直是奢望！

為了求得一線生機，我只能更努力奮戰下去，就算屢戰屢敗，也絕不輕言放棄。所以，我又去做了肌肉測試（muscle-testing），這個方法正被廣泛應用在各種身心療法。測試人員準備了三張卡片，分別寫著「轉移」、「原位淋巴癌」、「發炎」三種，想幫我釐清問題。因為身體不會說謊，只要身體放鬆，大腦停止思考，身體就可以接通宇宙的訊息，獲得真實資訊。

我自己對這個理論半信半疑，測出來的結果更是連測試人員都不知道該怎麼解釋，只好對我尷

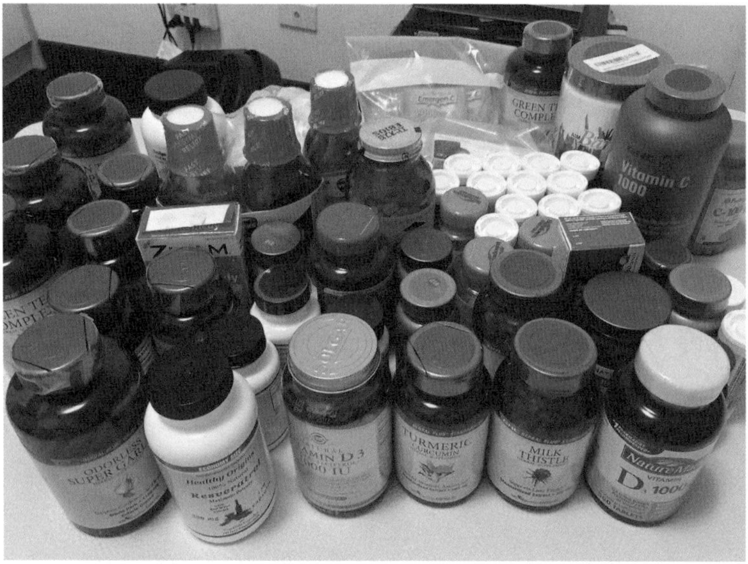

罹癌前我就常吃各種保健品，罹癌後更是變本加厲的狂買狂吃。

尬一笑：「嗯……可能你的身體也不太確定那些腫瘤到底是怎麼回事！」

除此之外，我還採用「葛森療法」，食用大量有機蔬果，我的二姊每天一早打一杯新鮮蔬果汁專程送來。為了治病，我發揮平日工作的精神，拚命查資料，只要聽說有抗癌的效果，我就買來當藥吃，大蒜、綠茶、白藜蘆醇、胡蘿蔔素、維他命D、靈芝孢子粉、老梅膏、鳳梨酵素、諾麗果、葡萄籽、藍莓、小紅莓、牛樟芝，各種各樣五花八門的營養補充品，照單全收。

要不是生病，我還真不知道有這麼多療法，而且各門各派看待身體和疾病

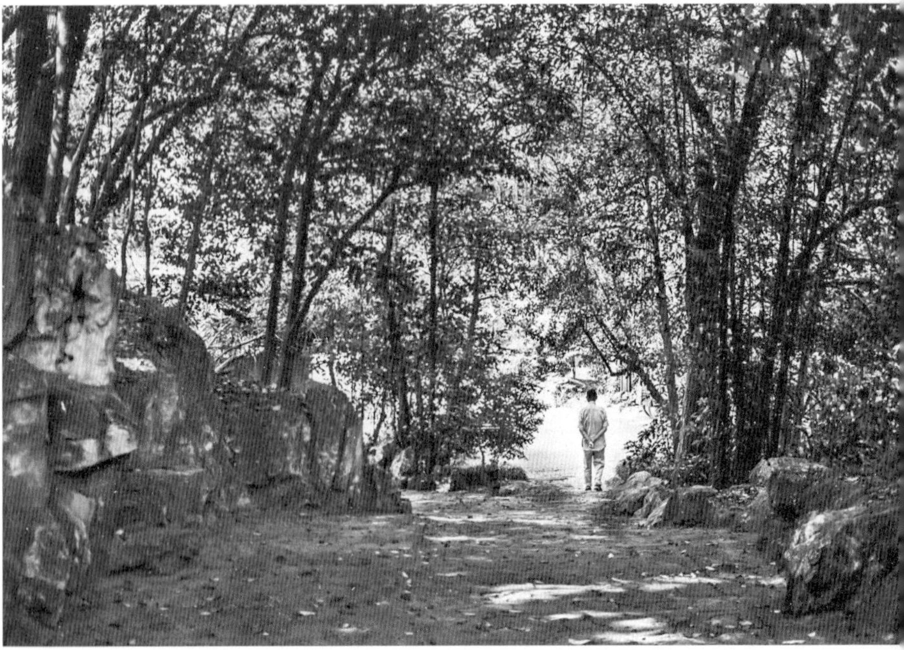

死生未卜，即使接受化療，復原的情況如何還很難說。（李德亭攝）

的角度，也跟主流醫學大相逕庭。只是主流醫學因為成功結合不斷更新的科學技術，而且對療程、療效有清楚的界定，容易被認知、也容易被接受。儘管很多療法都聲稱可以治療癌症，但因為缺乏可信賴的數據，在面對死亡威脅的時候，大家還是選擇相信主流醫學，我也是如此。只是，我的狀況並不樂觀，即使接受化療，存活率如何還很難說。徬徨歧路，四顧茫然，接下來該怎麼辦？我真的不知道。

07

自己研究病情

從發現到確診，我困在無知與未知中，對自己的身體憂懼而無奈。在忍受漫無邊際的痛苦煎熬時，我只求治療過程趕快結束，可以趕快離開醫院回家，睡在自己的床上。

按照五姊的說法，我從小就是天之驕子，父母親把我捧在手掌心，姊姊們也都寵溺著我；求學就業之路暢通無阻，生涯志業雖有些波折，也大抵平安順遂，家庭生活更是幸福美滿。如今，多少舊日榮光、美好燦爛的人生願景，都像海上的浮沫般，被一陣大浪瞬間捲入海底。

一般人光聽到「第四期淋巴癌」，肯定就會被嚇死。我剛開始也非常驚慌，自己上網一查，症狀又吻合第四期的判定，那些簡略的說明資料，以偏概全的說法確實嚇得我魂飛魄散，半條命都沒了。幸好，我的主治醫師唐季祿是台灣典型的醫師菁英，對病情的判讀果斷精準，說話邏輯清楚又很願意和病家溝通，並且不斷精進日新月異的抗癌療法，對我這樣的「理工人」格外受用。（我多次說，台灣很多最聰明的人都當了醫師，在台灣就醫不會錯。）

那天下午，唐醫師帶著一群住院醫師到我的病房裡查看病情，他們其實都很忙，巡房時頂多能和病人聊個三、五分鐘，但為了讓我安心，當天竟破例跟我閒聊了半個多小時！唐醫師拍著我的肩膀，像是給我打氣：「淋巴癌第四期真的沒那麼嚴重，它跟肝癌、肺癌第四期是不太一樣的。」我聽了半信半疑，因為醫師總是盡量安慰病人，希望降低病人的心理壓力。臨走前他再告訴我，網路上有兩篇專門討論「濾泡性淋巴癌存活率的預估方式」的論文，如果我有興趣，可以找出來看看。

我認真的研究了唐醫師推薦的那些論文，發現一般淋巴癌四期的分期標準已經是四十多年前的了，可以說過時且不精準。如果只看一般分期，我因為腫瘤數太多，所以歸類為第四期。但是只看腫瘤數量是最準確的嗎？根據那幾篇論文答案是：「不！」其實分期的目的就是預測存活概率和時間。那麼，最準確的預測方法就是尋找和我病情足夠相似的人，根據他們的不同因素（如：年齡、症狀、血液指數、腫瘤數量、腫瘤大小等二十多種變因）和他們的實際存活結局來理解哪些因素是最重要的，並且把這些因素整合起來。這樣的研究肯定要比四十多年前的粗分類來得準確！

令人振奮的曙光

自己研究病情，就像是自己坐上副駕駛座，可以掌握路況。醫師的治病策略、用藥思維，你至少並不是茫然無知。凌志軍在他的《重生手記》書中曾說到：「癌症病人只有三分之一是真的沒救、病死的，另外三分之一是被嚇死的。」但醫師絕對不是故意嚇你，只是有些醫學上的說法，如果自己弄不清楚，往往會自己嚇自己。

我把癌症病人用以判斷存活率的二十幾個特徵跟我的檢查結果相對照，發現我雖然是第四期，但整體狀況其實沒那麼悲觀。二〇〇九年義大利 Modena 大學的論文提出非常明確的論述，認為判定濾泡性淋巴癌嚴重程度的因素為以下五點：

1. β2-microglobulin 過高
2. 有大於六公分的腫瘤
3. 侵入骨髓
4. hemoglobin 過低
5. 病人超過六十歲

對照我的情況，我的腫瘤都很小，而且也沒有侵入脊髓，因此第二、三、五點我都不符，其餘兩點又恰好是相對輕的，於是，我突然從原來的淋巴癌分期「第四期癌症頂多幾個月」，變成「至少還有好幾年」可以活。更使我振奮的是，倘若好好照顧自己，更可能終身不再復發！

這個發現有如黑暗中的一線曙光，讓我在深夜的書桌前，興奮得立即跳起來，把先鈴吵醒！不過除了先鈴，我還沒有告訴任何人，包括我的醫生。它彷彿是我跟身體之間的一個祕密許諾，是我穿過迂迴的密道發現的身體密碼。

奇妙的是，從此之後，癌症所帶來的一切負面影響，就開始悄悄起了變化；或者說，至少它在我心裡不再是一個萬惡不赦、去之而後快的敵人，而是我之所以成為我的一個重要部分。

感謝唐醫師醫術高明之外，知道我是容易糾結於細節的人，願意花時間悉心回答問題，照顧我的心理狀況，並且指點我閱讀相關醫學報告，讓我在茫茫歧路中，找到了一線生機。自那一夜起，我彷彿吃了定心丸，放下恐懼，打算穩穩的接受一切治療，因為，我相信自己一定可以從絕境中重生！

08

開始化療

治療時主治醫師為我詳細分析了所有的可能，然後建議我做出選擇。我自己也上網搜索許多相關的研究，大致掌握濾泡性淋巴癌的治療方向主要有二：一是標靶治療，一是化學治療。

化療一個月做一次，等到確定血液裡面的癌細胞已清除乾淨，就要抽取幹細胞，做冷凍培養。因為淋巴癌雖然是慢性的，並無立即致命之虞，但未來很有可能會在其他部位復發，而且一旦腫瘤長到兩公分以上，就得再做化療，先前用過的化療藥物就不能再用，必須另外選擇副作用較大、也較猛烈的藥物。如果轉移到骨髓，那就有致命之虞，療法也困難許多。

雙管齊下，但求治癒

毒性較低的濾泡性淋巴癌轉移成毒性高的惡性淋巴癌的機率是每年一%，看起來機率很低，但以每年增加一%的機率來看，如果我打算再活三十年，累計下來的機率也不小。不過，新的醫療技術和生物醫療都發展得很快，不斷有令人振奮的病例出現，例如，一個原本群醫束手的血癌病人就是以免疫療法，成功治癒了。

然而，淋巴癌並不是可以完全治癒的疾病，因為癌細胞會跟著血液全身跑，無法完全根除；但只要不發作，其實跟常人無異。也有些信心堅定的病人就選擇暫時不治療，先觀察，並且配合生活態度，以及飲食、心境的調整等等。

「你的確也可以不做化療，問題是，你會不會總是擔心，放不下？」唐醫師問。

我一時不知該怎麼回答。這段時間，我也接觸不少其他的醫療建議，有些激烈的意見甚至把化療視為毒蛇猛獸，認為化療對身體的摧殘更甚於癌症。這些意見在我心裡快速閃過，讓我遲疑了一下。

「最穩當的做法還是：化療和標靶治療雙管齊下。」唐醫師看我遲疑，又說了：「搞科技的人，平時處理工作什麼都很理性，一旦碰到生病，就很難放得開，整天掛在心上，壓力大得很。我自己也是這樣……」他推推眼鏡，臉上帶著溫和的笑容，為了放緩我的心理壓力，很有耐心的繼續花時間，聊起他當年罹患脂肪肝，血糖、血脂、肝功能都超標，不過，他下決心要好好管理自己的健康，最終創下一年減重十三公斤的紀錄。

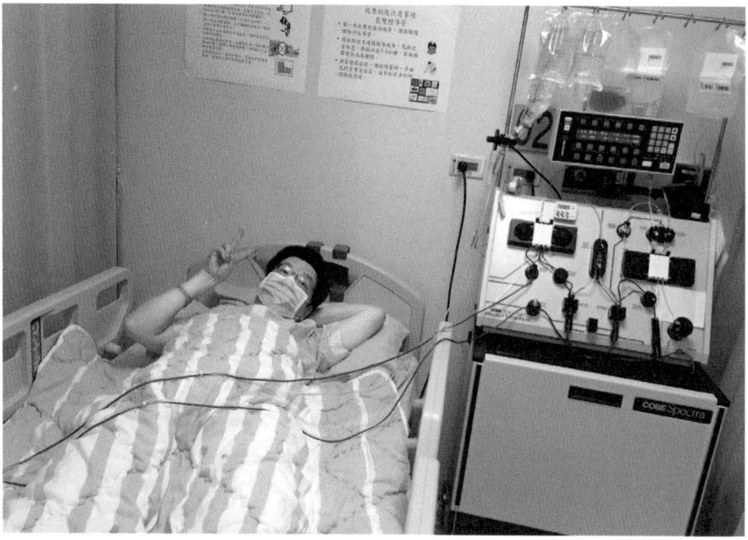

化學治療跟標靶治療同時進行。

輕鬆說完自己的故事，唐醫師話鋒一轉，回到我身上。他說：「你要使用的化療藥物，比較起來，副作用算是不嚴重的，也不會掉頭髮，這真的很幸運！無論如何，我們還是想辦法，先讓你腹部的二十幾顆腫瘤消失吧！」

「OK！」我點點頭。其實，沒等他跟我分享經驗，我心裡就有了打算；只是他誠懇、親和的態度，讓我把最後的一點擔心都放開了。唐醫師起身離去時，我跟他握手道謝：「謝謝你給我信心！」

塵埃落定，我把遺囑鎖進抽屜裡，慌亂的心情漸漸安定下來。我就要準備開始接受化學治療了。

身體的風暴

我決定讓化學治療跟標靶治療同時進行，因此必須住院，長則五、六天，短則三、四天。第一次住院，心裡還是有點面對未知的惶惶之感。我十一歲遠度重洋，獨自到美國求學，那時也不知道是哪來的勇氣，幾乎沒什麼擔憂。可是這回，二姊和姊夫陪著我走過醫院長廊，推開重重的病房門，一股醫院病房特有的氣息撲面而來，我的心馬上沉入無底深淵。

護理師熟練的把我的病歷號、病房卡插在床頭，把住院須知交給二姊，然後要我躺上病床，準備上針，掛點滴架。接著，唐醫師領著一大群住院醫師來了。他再一次對我詳細說明了打化療藥物之前要注射的幾種輔助藥和其功效，止吐、止暈、防止黴菌感染……等等。我躺在床上，醫師的話，有一點、沒一點的散在空氣裡，二姊很認真的做筆記、問問題，我的身體彷彿也飄在空氣裡。一切，如此清晰、又如此遙遠。

關於化療，醫生說得輕省，我也高估了身體的適應力，事實上，我的化療副作用，還是比我先前預期的難捱多了！

醫師離去之後，護理師進來，第一支預防性抗生素剛剛打下去不到半小時，我就開始強烈反胃。姊姊和姊夫在病床邊手足無措的看我趴在床邊乾嘔，端茶、遞水、送毛巾，全都無濟於事，只能眼睜睜看著我受苦。

身體的風暴來了又走，預防性藥物打完之後，接著就是標靶治療一天、化療兩天，然後留院觀察。一開始的排斥反應漸漸安靜下來，緊接在後的標靶治療反倒沒什麼特別難受的後遺症。不過，剛開始用藥，還是得觀察身體能不能承受、會引起什麼過敏反應？所以點滴打得極慢，幾乎是正常時間的兩、三倍。從白天開始打到半夜，加上後續的護理工作，睡眠受到嚴重干擾。

滿嘴的藥味

接下來兩天的化療，更是讓我吃足了苦頭！

我的化療藥物雖然不是反應最猛烈的，但在醫師口裡輕描淡寫的副作用，還是在我身上掀起了驚天巨浪！明明已經打過止吐針，但嘔吐的感覺還是很強烈，最難受的是想吐卻吐不出來，堵得人要發狂。

我抱著隨時放在床邊的嘔吐盆，一陣比一陣更猛烈的乾嘔，讓我的心跟胃好像都翻了過來；眼淚、鼻涕糊了滿臉，姊姊過來幫我擦，我甚至不耐煩的推開她。這時候誰都不能碰我一下，彷彿輕輕一碰，我就會崩潰解體。

打止吐針還有個麻煩的後遺症，它還會導致嚴重的便祕。化療病人的便祕是人明明有強烈的便意，肚子悶、漲、緊繃，卻怎麼也解不出來；搞得整天情緒煩躁、坐立不安。勉強吃了瀉藥，有時有效，有時沒效；即使順利排便，也只能排出一點點，而且便完之後，臉上的微血管破裂，全身大汗，整個人就虛脫了。便祕還很容易導致肛門破皮裂傷，偏偏化療期間免疫力降低，要非常小心感染。先鈴因為照顧女兒、準備搬家所以還在北京，醫師叮嚀姊夫每天幫我檢查。剛開始還真不好意思，幾次以後也習慣了。病中的身體已非我有，我駕馭不了，只好放手隨波逐流了。

第一次化療的副作用讓我受了不少折磨，但在醫師眼裡，都還算是正常反應，所以到了第二次化療時，打藥的速度就恢復正常了，但我的反應沒有惡化、也沒有好轉，彷彿有個看不見的小惡魔，在我的身體裡面據地為王；藥物下去，牠就醒過來，張牙舞爪、到處作亂；藥力退掉，牠就潛回洞穴裡休息。而我只能趁牠短暫休息的空檔，可憐巴巴的拿回自己的身體使用權。

有一回做完化療後，回家休養，看著溫暖的陽光曬在身上，我的精神、心情也都好極了。已經入秋的台北，到處綠意盎然。車子輕快滑過台北街頭，陽光下的台北，美得像夢一樣不真實，我忍不住在心裡輕嘆：「活著真好啊！」

跨過死蔭的幽谷，那是我第一次如此真實的體驗到健康的可貴。可是，就像陽光終究要沒入黑暗，這美好的感覺也是稍縱即逝。

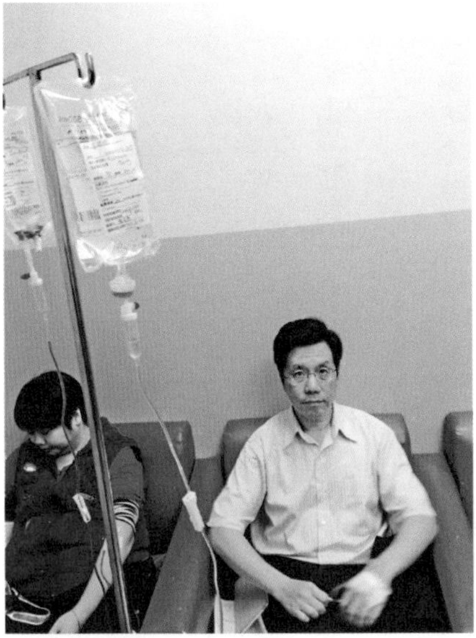

雖然醫師說得平淡，治療時的煎熬與副作用還是讓我吃足了苦頭。

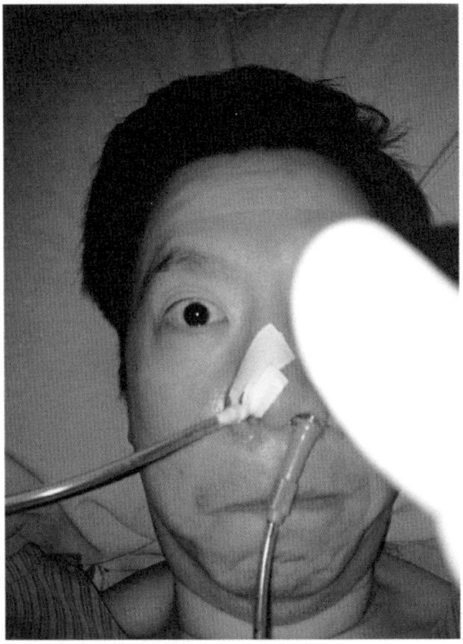

為了先鈴和孩子，再苦的治療我都要堅持下去。

09 我的人工血管

化療期間因為長時間頻繁注射，通常需要進手術房植入人工血管（Port-A），以輸注座銜接導管，接通靜脈血管，方便從靜脈注射藥物，或者輸血、抽血。有些病人在化療結束後還要將人工血管留置一到兩年，並且定期沖洗，以備萬一癌症復發時，還可以繼續使用。

初初準備接受化療時，醫師告知我要植入人工血管。在毫無心理準備下，不免一陣驚慌，標靶、化療已經是我能承受的極限了，沒想到還要動手術！醫師看我如此抗拒，只好說：「不做也可以，那就先觀察一陣子再說吧！」

我本以為逃過一劫了，哪裡曉得，經過兩次療程之後，我的兩條手臂因為頻頻打針，造成血管萎縮、脆化，手上滿是瘀青斑斑。更有時候，護理師好不容易才找到可以下針的血管，居然打不進去，只好再試別處。看護理師忙得滿頭大汗，我也跟著神經緊張；打針這種小事，也變成了大煩惱。所以，等到做完第三次化療，醫師看實在不行了，只好建議我接受手術，安置一個活動式人工血管，不必長時間放在身體裡面。

動手術那天，我心裡已經沒有抗拒感了，自我安慰不過是個小手術，沒什麼好擔心的，可是老天真是喜歡捉弄我，一個小小的手術，卻把我搞得惡夢連連！怎麼說呢？因為一般病人的人工血管都是裝在胸前、肩下，我的人工血管卻是裝在左頸部下方。由於手術時只有局部麻醉，我是在意識清醒的狀態下，看著醫師在我脖子上劃一刀。後來我夢見有人拿著白光閃閃的刀子來割我脖子，嚇得我從夢裡尖叫著醒來。

先鈴知道我做這種惡夢，等我情況比較好時，趁機取笑我說：「你根本就是現世報！每次都嚇我，現在嚇到自己了吧！」因為她最愛看恐怖片，遇到緊張的鏡頭又特別害怕，每次都矇著眼睛問我：「過去了沒？過去了沒？」我常故意逗她，讓她睜開眼睛的時候剛好看到最恐怖的地方。而她最怕的就是用刀割脖子的鏡頭，我就害她看了好幾次。這回，輪到我在手術台上被醫師割脖子了，還搞到惡夢連連，果真是現世報在自己身上。

不過，人工血管裝好之後，打針抽血找血管的壓力頓時減輕不少。等密集的化療結束，我就可以拆除人工血管。後續的標靶治療，因為毒性比化療低，身體有足夠的時間修復，就不必倚賴人工血管了。

身體小事，都是大事

治療期間，每天計較的就是一些看起來雞毛蒜皮的小事，可就是這些小事，卻深刻影響了我的健康、治療進度和成效。就像剛開始化療時，不論吃、喝什麼，都要計算容量重量；大小便、嘔吐物，也要測量、記錄，簡直不勝其煩。我因為化療輔助藥物造成嚴重便祕，苦不堪言，那陣子只要哪天成功的排便了，那個高興啊，可真是比我過去每天盯著不斷成長的業績報表，更讓我興奮！

化療後另一件苦不堪言的經驗，就是飲食。

因為大量的口服、針劑藥物，口腔裡隨時都會湧出奇怪的藥物味道，加上口腔黏膜被破壞，食慾大受影響。我從小就是愛吃鬼、小胖子。治療期間，過去最愛的美食，才吃兩口，就覺得全走味得令人作嘔。可是為了補充體力，醫師又不斷叮囑，一定要盡量吃。這下子，吃不下也得勉強吃，於我而言，真是今夕何夕、情何以堪！

每次化療結束出院回家，為了慶祝我平安闖過一關，也為了給我打打氣，只要看我狀況不錯，姊姊就會慫恿著大家陪我找家餐廳吃飯。大家看我第一次吃得高興，食量恢復，於是之後的化療次次都上同家餐廳。哪知道接連去了幾次之後，那家餐廳跟我的化療劃上了等號，只要一想到它，我就忍不住想吐。

身體的記憶是很感性的，而且千變萬化、出爾反爾，無法全然用科學方法分析理解。透過這場病，我算是親臨現場，體驗到身體還有許多不可理喻的層面。

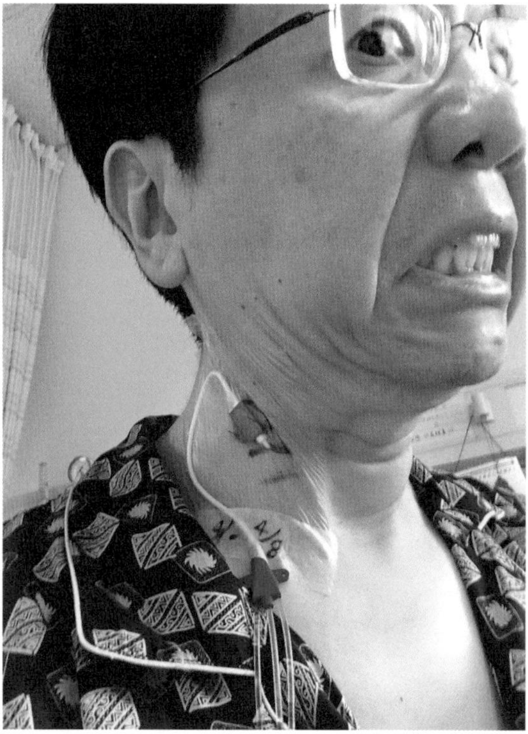

這一個小小的人工血管手術，搞得我夢見被人割脖子。

10 最後階段的治療

這難過的化療加標靶，需要每個月做一次化療，連續打六個月。每次化療之後的副作用，還是持續影響我的身體和生活。

剛打完化療的幾天，身體都不太舒服，外表看起來沒事，但身體隨時處在暴風半徑，有時候會突如其來的狂吐，或者頭暈、乏力。這些明顯的症狀倒還其次，比較可怕的是免疫力降低，你不知道什麼時候會有細菌感染。

而且，不管哪一個類型的癌症病人都會因為化療後免疫力全面撤防，要特別小心各種可能的感染，所以要用很重的預防性藥劑。但隨著新型抗生素的不斷發展，細菌的抗藥性也愈來愈頑強，對癌症病人來說，化療後的免疫功能還是決勝的關鍵。同樣是罹患淋巴癌的生死學家傅偉勳教授就是死於黴菌感染，朋友罹患血癌的孩子更因為化療後的不明原因感染，造成脾臟腫大，最後不得不中斷化療，切除脾臟。

我因為自己先做過功課，加上醫師的說明，我是早就胸有成竹，但事到臨頭，才體會到事情有多嚴重。像我到後面幾次的化療，有些指數不太正常，一個是ＬＤＨ（身體細胞新陳代謝的速度）變高了，照說化療後新陳代謝速度應該減緩才對，連醫師也說不清楚到底是什麼原因。

另外比較嚴重的就是白血球下降。有一次，我的白血球數量竟然低到一千多（正常數值是四千至一萬）。白血球數太低、太高都有危險。我這個類型的化療病人最低得保持三千左右；那次數值突然降到一千多，把大家都嚇壞了，趕緊到急診室注射刺激白血球生長的針劑 G-CSF。

後來，為了避免危險，醫師建議先鈴學習在家幫我每天做 G-CSF 的皮下注射。先鈴膽子小，硬著頭皮好不容易學會了，回到家卻愈想愈怕，愈怕就愈緊張。第一次注射，她緊張得手都在發抖。我看她緊張，也搞得肌肉緊繃。結果她一下針，我的肌肉收縮，針頓時被彈飛出去，嚇得她哇哇大叫，再也不敢拿針。怎麼辦呢？總不成每天都上醫院吧！我只好自己來。

重生的喜悅

就這樣，終於捱到最後一次化療結束，彷彿走過一條長長的隧道，終於重新來到藍天白雲之下，整個世界都是新鮮、芳美的。重生的喜悅，讓我心裡充滿感恩，感恩天地、感恩世界、感恩身邊的每一個人！

唐醫師安排我再做了一次ＣＴ檢查，腹部的腫瘤大抵都清乾淨了。不過，唐醫師的講法很妙，他說：「我們看不到一公分以上的腫瘤了。」

我問：「您是說，我的身體裡面已經沒有腫瘤了嗎？」

他瞧了我一眼，身子往椅背一靠，然後用一種略帶沉思的口吻說：「也不能這麼說啦！我們認為一公分以下就不稱為腫瘤。」

我緊接著問：「如果是第一次來檢查的病人，結果也是這樣，那您是不是會跟他說，他沒有癌症？」

他的回答更妙了：「是的，但你不是第一次來，所以我不會這樣解讀！」

我發現，做醫學研究的人，對於統計學的理解跟應用，跟我有很大的不同。而且，在面對病人的時候，可能有很多心理上的考量，有些說法就不得不刻意模糊，以免造成誤會。

過去，我會從自己的角度當面提出質疑，但如今我愈來愈清楚，每一種認知、觀點，都因角色、立場而有不同，無關是非對錯。有了這個理解，可以免除許多爭辯的煩惱。在醫療專業上，我盡量配合醫師。

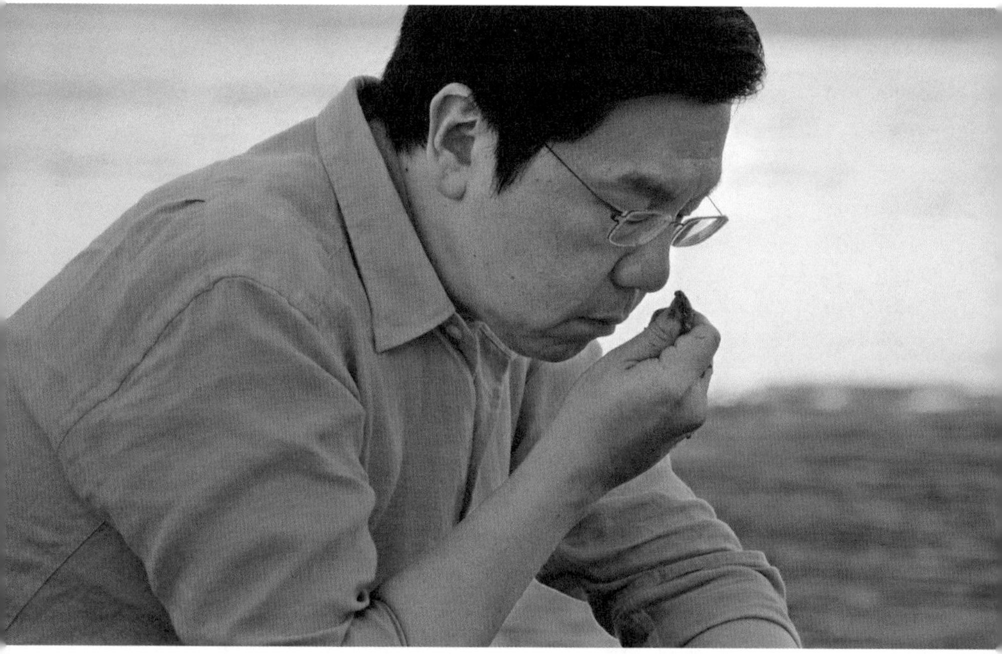

一路上，我得了很多，但顯然我學得還不夠，生命還想教我更多的功課。

最後，唐醫師告訴我：「如果你堅持想知道腹部殘存的東西算不算是腫瘤？也可以考慮動手術切開來看。不過……」他略略頓了頓，才繼續往下說：「依我的評估，手術只有風險而沒有好處，真的沒什麼必要。」

我接受唐醫師建議，先不管腹部到底怎麼了，接下來每三個月接受一次標靶藥物治療，每次約兩小時。然後每隔一個月照一次MRI追蹤。雖然可偵測到的腫瘤變少了，但是，不能被稱作是腫瘤的「東西」仍存在我體內。我也更清楚知道，會形成這些腫瘤的「我」的身體環境，倘若沒有徹底改變，它隨時可能捲土重來，對我展開下一波的攻擊。這才是我必須認真面對的、另一階段的漫長治療。

癌症讓我看清自己

癌症病人在確診罹病之後，第一時間一定是不斷反問：「我到底做錯了什麼？為什麼是我？」理智一點的人，在短暫的震驚之後，開始細細反思，也許就會理出一點蛛絲馬跡；儘管這些蛛絲馬跡未必真的就是致癌因子，但是，有機會對自己的生活、飲食習慣、個性、處事態度做全盤的省思，怎麼說都是一件好事。

我總是努力把「拚命」當作是自己的標籤，從來不理會身體已經不斷對我發出警告；尋常生活中的小病小痛，我都不當一回事，隨便吃個藥，就馬馬虎虎混過去了。睡不好，就吃安眠藥；精神不濟，就猛灌咖啡。反正工作優先、業績第一，社群網站興起，我玩出了興頭，還要求自己每天維持至少發十條微博的「紀律」。緊湊的生活確實讓我活得精采，可是無形的壓力卻慢慢累積在身體裡面，以滴水穿石的力道，侵蝕我的健康。

說到壓力，我過去總認為自己有超人的抗壓力，兵來將擋、水來土掩，大大小小的事，我大抵都能過關斬將、順利通過。直到生病了，我讀了一些好書，結識了許多有修養、有智慧的朋友，我才發現，壓力不一定來自憂慮、緊張、急躁、憤怒等情緒；爭強好勝、期望、等待、興奮……，甚至像我過去一直以「改變世界」、讓「世界因我不同」的企圖心，一有不慎，就會在身體留下難以清除的「毒素」。

如果不是癌症，我可能會循著過去的慣性繼續往下走，也許我可以獲取更優渥的名利地位、創造更多成功的故事，如今，癌症把我硬生生推到生死線上，我才終於看清楚這一切。

這場大病，讓我心裡的某些角落彷彿也被打開了，我相信，即使未來我將從事同樣的工作、我的作為也與病前並無太大差異，但我知道，我的心不會停留在過往的追尋上，我會隨時提醒自己，讓心更開放，好傾聽、探索更廣大的未知，在機緣成熟的時候，盡力做我能做的事！

這個轉變的過程，或許正是癌症要教給我的！

第二部

病中覺悟

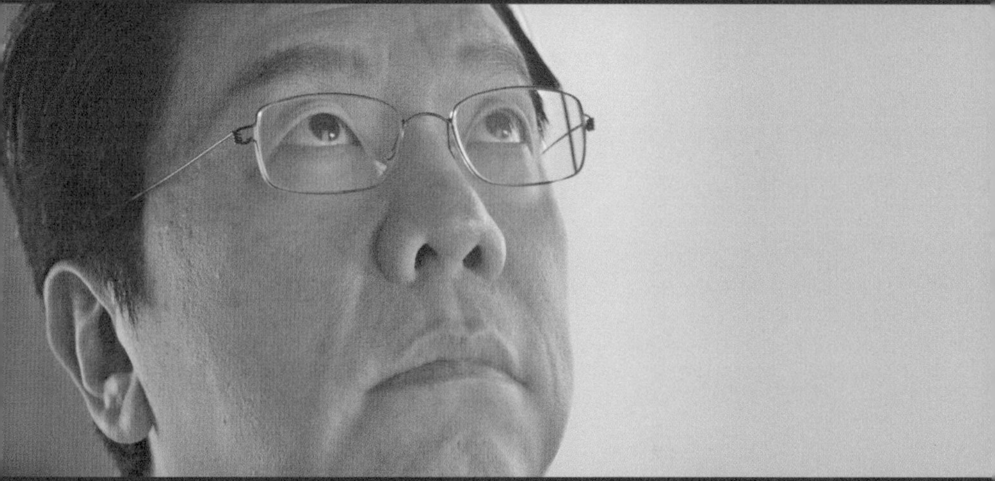

01 與過世的父親「偶遇」

那天清晨，天才微微亮，我繫好鞋帶，輕輕掩上門，就搭電梯下樓了。

化療結束後，醫師囑咐我，接下來最重要的就是改變過去的生活模式，好好把身體養起來。按照好友鄭慧正醫師給我的養生建議，我每週至少需要運動兩次，每次一小時以上，走路很好、爬山更佳，以微微出汗、呼吸微喘為原則。

當初決定在天母賃屋居住，主要是考慮德亭上學方便，再也考量到這裡位居陽明山下，空氣清新，附近的公園、步道特別多，我要出門散步、爬山，極為方便。可是，誰也沒料到，其實是冥冥中一條看不見的線索，把我一路牽引過來。

從住處到我那天選定的登山步道，只要繞過幾個小公園就到了。這是也住在附近的鄭醫師推薦我的步道，他覺得坡度適中，樹蔭也很多，走起來不會太累，又能鍛鍊，對我是很合適的。照著 Google Maps 的指引，我拐過一個彎道，就開始爬坡上山。

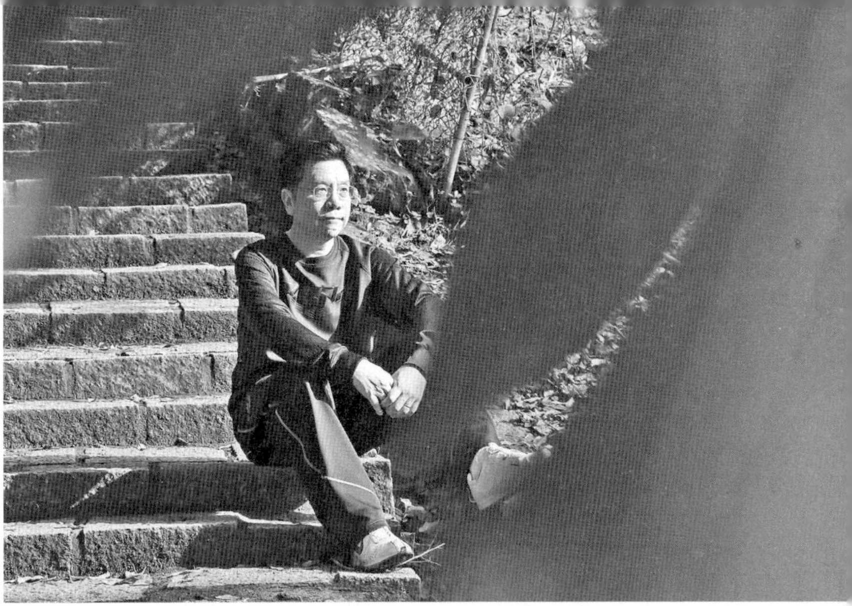

試了幾種運動的方式，我開始學著每週兩次，放空的爬山走路。（陳之俊攝）

這是沿著台北盆地邊緣，從陽明山系的紗帽山鞍部迤邐而下的一條步道。一大早，來爬山的民眾已經三兩成群，一邊走、一邊聊，好不熱鬧。我一個人，雖然不急不趕，但為了走出汗，還是提緊了腳步，盡量走得快些。

一路走來確實舒暢，綠蔭如蓋、清風送爽，堆滿落葉的泥土路，踩在上面，心裡是很踏實的。有位醫師說我會得病，跟我長久不接地氣有關。原來接地氣的感覺是這樣，好像人自然而然就平和了，心裡沒什麼波瀾起伏，就是一步挨著一步，持續向前。

才走沒多久，我已經一身的汗。心想下回應該邀先鈴來，她也該鍛鍊鍛鍊了，前段時間，我生死未知，她默默扛起所有責任，把自己都累壞了也不讓我知道。

想到她，看看手機，她跟德亭應該都起床了，我下山回去，說不定可以趕上跟她們一起吃早餐。

地圖上顯示，我不必走原路下山，山道就有這點好處，在山上不管怎麼繞，都可以找到下山的捷徑。我按指示走到三岔路口，一路緩坡，順勢往下，在枝葉掩映中，山下的屋脊房舍愈來愈近，一棟黃色琉璃屋瓦的建築赫然出現，我怎麼覺得它十分眼熟？

「啊！慧濟寺！」我嚇了一大跳！我怎麼會走到這兒來了！

沒錯，就是這兒，慧濟寺，這是父親靈骨所歸之處。我居然走到這兒來了！

父親去世二十多年了，這二十多年，只要回國，我一定會抽時間過來看看。但每次都是從市區直接搭車過來，來去匆匆，加上我對台北的方位也不熟，根本沒想到我現在住的地方會離父親這麼近，更沒料到我病癒後運動保健的第一條登山步道，就環繞在父親左右。

我沿著長長的階梯往上，進了山門，一隻老狗站在階梯上對我搖尾巴，還尾隨我進了大殿，陪我去接聖水，再默默的陪我走到父親牌位前，直到我離開。此後我每次來，牠就像是寺院裡的知客僧一樣，殷勤而又沉默的接待我。

我的腳步很輕，心也放得很輕很輕，繞過大殿，逕直來到安置靈位的後殿。才一小段路，卻像是閃身進入一個異次元時空，來到一處分不清楚過去、現在、未來的恍惚、迷離之境。

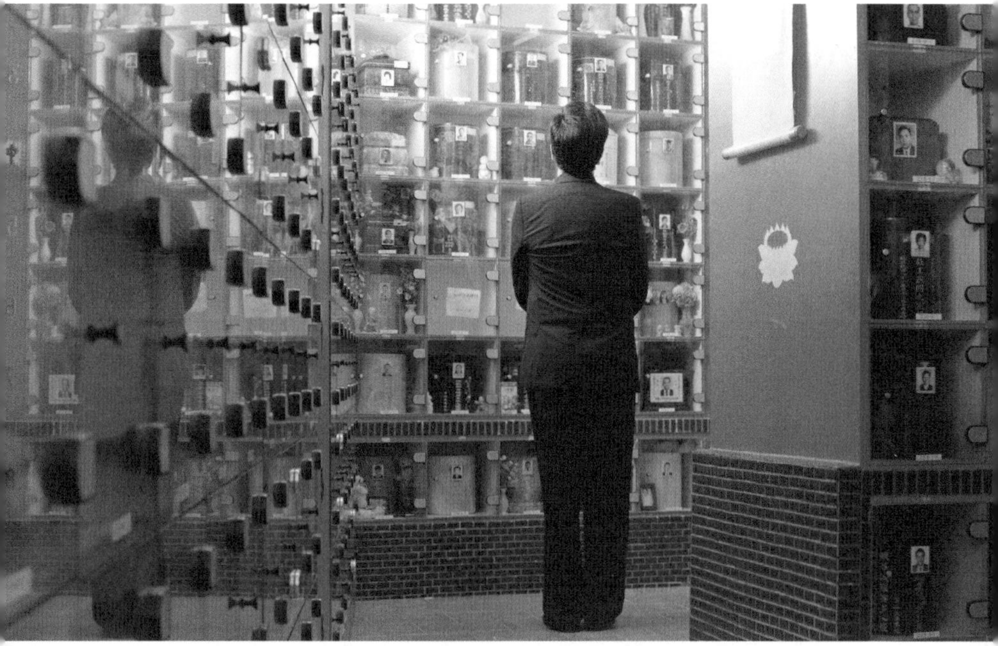

冥冥之中，我無意識的走到了父親靈骨所歸之處，想起這病中一切，或許其中真有深意。

我先跟主位的地藏王菩薩行禮，滿壁上貼著照片、寫著姓名的牌位，像是炯炯神靈的一雙雙眼睛，從高處俯視我。我在父親的靈位前合十默禱，剎時間，一股說不清楚究竟包含了什麼的激動從胸口翻湧上來，止不住的淚水奔流而出，好像把我滿肚子的辛酸、委屈和疑惑、懺悔，也一起宣洩出來了。

我緊閉著雙眼，任淚水沖刷。父親始終默默無語，但我可以感覺到他就在我前面，寬和地看著我，就像我小時候偷了錢，後來自己害怕，把錢丟在牆縫裡，他卻什麼也沒說，只問：「你自己有什麼感覺？」我沒想到父親會這麼問，楞了一下，就哭著說：「我對自己挺失望的。」他讓我哭了一會兒，才拍拍我，輕輕的說：「希望你以後不要再讓自己失望了。」

父親一生謙和，淡泊名利，印象中的他總是伏在案前振筆疾書，像頭老牛似的勤奮不輟。他過世後，姊姊在他的抽屜中找到他手寫的一段詩句：「老牛自知夕陽晚，不用揚鞭自奮蹄。」我一想到這句話，就忍不住心酸！在那樣的時代，他這樣一個心懷萬里的男人，一方面要對妻兒子女和學生盡到無微不至的照顧與關愛，一方面還有未竟的宏圖遠志，他是怎樣尋求其中的均衡、又是怎樣謹守個人的界限，清廉自持、樂而忘憂呢？

站在父親靈前，我忽覺無比慚愧！

但冥冥中似乎有某一種神祕的力量，在我剛剛病癒、準備重新出發之際，把我帶到父親面前。讓我一方面療癒身體的疾病，一方面對自己的思想、言行做深切反省；讓我雖迷途猶未遠，覺今是而昨非，還有補過改善的機會。這，未始不是父親在天之靈的庇蔭！

02 如果生命只剩一百天

在我尋求康復時，竟然在登山步道上與「父親偶遇」，這個不可思議的巧合，讓近年來發生在我身上的許多事件，彷彿都有了奇妙的因果聯繫。

中國人講「身體髮膚，受之父母，不敢毀傷」，我不僅毀傷、糟蹋了，還讓自己險些丟了性命。每次站在父親靈前，總有歷劫歸來、大難不死的慶幸與懺悔。

發現腹部有二十多顆腫瘤時，我就像被正式宣判死刑一樣。先前還期待能夠僥倖逃過厄運，一下子全部落空了，擺在眼前的，冷森森的就是死期將至，我可能只剩一百天好活。

一百天，那可是一晃眼就會過去的！無數個清晨黑夜，我睜大了眼，唯恐一閉上眼，我能看到這個世界的機會就一分一秒的減少了。傷心、絕望、懊悔、憤怒、跟老天爺討價還價……各種情緒輪番在我的胸膛裡翻滾煎熬。我苦苦悶著、撐著，瘋狂似的尋找最後一根能抓到的稻草，彷彿一頭受傷的野獸，被關在窄小的牢籠裡。全世界都退開了，我過去所在意的一切、一切全都退開，只剩

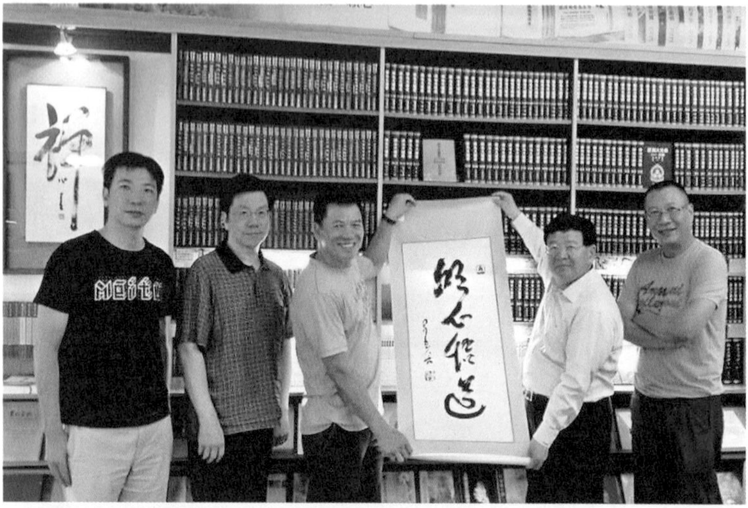

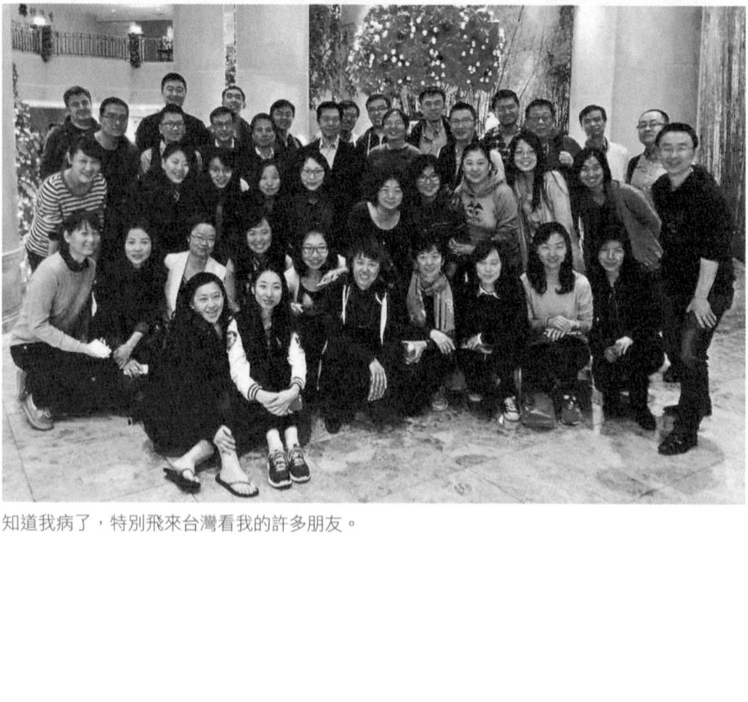

知道我病了，特別飛來台灣看我的許多朋友。

下幾件看似尋常的小事，在那個時刻，卻鮮活的跳到眼前、心上，催促著我：「你還有多少時間遲疑！再不做就來不及了！」

我腦海裡一遍一遍的想到先鈴、想到孩子，想到母親和哥哥姊姊，也想到幾位好朋友，我還想到了我錯過的許多短暫的美好時刻……。過去，我總覺得時間還很多——等我準備好這個演講，做完那個採訪，忙完這件投資案子；等我把每天發的微博和臉書（Facebook）內容都處理好……，所以每件事都比這些「小事」重要。結果到頭來，在我的生命僅存最後的一百天時，我才發現，我這一生最大的錯誤是，我是徹頭徹尾的捨本逐末，把最要緊的事擱到最後，卻把人生最精華的時光，浪費在追逐那些看起來五彩斑斕的泡沫。

過去，我曾在美國教會學校就讀，而且在基督教為主的美國社會生活了三十多年，耳濡目染之下，一定程度上都認為人生只有一次。如果人生只有一次，那麼人生當然要分秒必爭，而且要無所不用其極的做到最大化影響力、最大化效率。在這樣的信念之下，我不斷挑選、改換人生跑道。

從CMU到蘋果，因為我覺得蹲在研究室裡寫論文不能最大化影響力；加入微軟回到中國，因為這一方面是我父親期望我完成的，一方面也是因為中國地大物博、人口眾多，而當時的環境也充滿機會，我如果回去，可以產生相當程度的影響力。所以我寫了七封給學生的信、出版了五本書，發過一萬多條微博，舉行五百多場演講……，一切一切都是為了給年輕人正面的影響。後來我加入Google，是為了學會如何打造頂尖的網路產品；離開Google做創新工場，則是希望用我的專長來幫助年輕人，做出可以產生實質利益的產品。

我充滿信心的到處宣揚我的理念，我建議年輕人要做最好的自己、要最大化影響力；我鼓勵年輕人要積極主動、尋找興趣、建立正確的價值觀；我還用理想中的墓誌銘來確認我的人生方向……。但是，一帆風順的人生履歷，讓我的驕傲悄悄滋長；理工科培養出來的思維模式，包括因果邏輯、結果導向和一切以量化判斷……，讓我在追求效率時變得冷漠無情。我是走在一條頗為正確的道路上，但是，過度的名聲卻讓我的中心軸偏了。

賈伯斯曾說過：「記住你即將死去」。這句話如今已成為我的座右銘，每天提醒我看清楚什麼才是生命中重要的選擇；因為所有的榮耀與驕傲、難堪與恐懼，都會在死亡面前消失，留下真正重要的東西。如果覺察到自己沉溺在擔心會失去某些東西時，「記住你即將死去」會是最好的解藥。

我曾以為微軟官司是我這一生最極端的煉獄，經過那段恐怖時光，一切挑戰都顯得微不足道。但是經歷過死亡的威脅與病痛的折磨，微軟官司當時所擔心的名譽損失、工作生涯等等，已經毫無意義，人生更大的挑戰是如何克服面對死亡的恐懼？以及，如果生命只剩一百天了，怎麼做？

在混合著悲傷、憤怒、絕望和追悔的情緒裡，茫然四顧，但死亡的急迫感卻提醒我，無論如何要在最後的時刻，好好的做幾件事：一、讓我的親人、朋友知道我真心愛他們，是他們讓我的生命充滿了溫暖和光輝；二、我要跟他們一起創造難忘的時光，讓我們彼此的生命都記住在那個時刻裡我們互放的光亮；三、我要在活著的每一個時刻都是全心全意的活著，我不會再花心思去臆測、追想那些還沒來到、或者已經遠離的事。

一生都在照顧臨終病人的護理師維爾（Bonnie Ware）也說，人在臨終時最後悔的五件事是：

1. 我希望當初有勇氣過自己真正想要的生活，而不是別人希望我過的生活。
2. 我希望當初我沒有花這麼多精力在工作上。
3. 我希望當初我能有勇氣表達我的感受。
4. 我希望當初我能和朋友保持聯繫。
5. 我希望當初我能讓自己活得更開心一點。

病中不只一次想過，如果我的人生將要走到盡頭，我不想對任何人有所虧欠，我真心希望能用

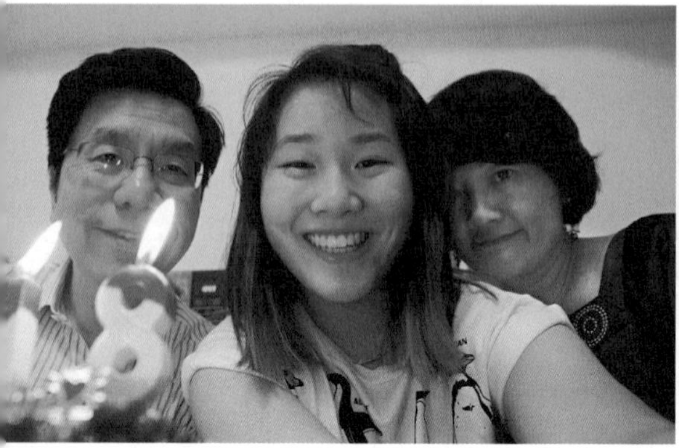
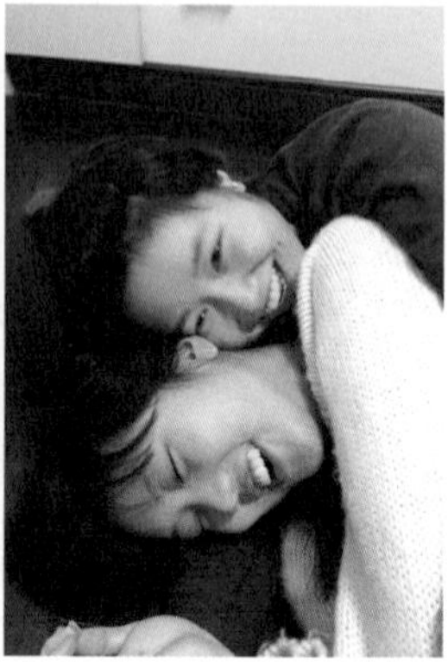

和家人相處的短暫時光是我最珍貴的回憶，我真心希望能用餘生彌補家人對我的所有付出！

餘生彌補愛我的人對我的所有付出；希望我的親人、朋友，幫助過我的人，他們會覺得認識我是值得的；我們之間的相處、互動，可以 stay gold ——留住最閃亮、美好的回憶。

如果人生只剩下一百天，我會和先鈴一起回憶我們共同度過的美好與艱辛；我會和先鈴再回到匹茲堡學習大教堂的無邊草地上，帶著我自己做的波蘭香腸三明治，還有附近的炸蔬菜船，和她最愛喝的 fuzzy navel 桃子雞尾酒，在草地上野餐，回憶我們學生時代簡單和快樂的生活。回憶我們在窮學生時，如何在河邊無照偷釣魚，到電影院一天看六部片，看到想吐；減價時大採購，結果遇到大雪拿不動，只好把一塊塊凍成球的肉從山坡上滾下來……我一定要讓她知道，這一生因為有她相伴，我的人生是如此豐盛！

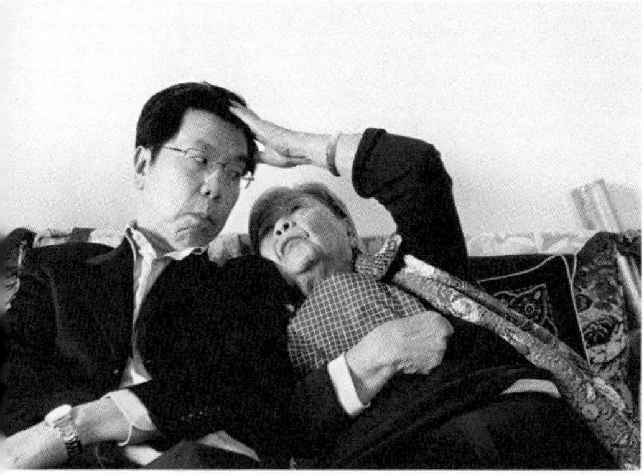

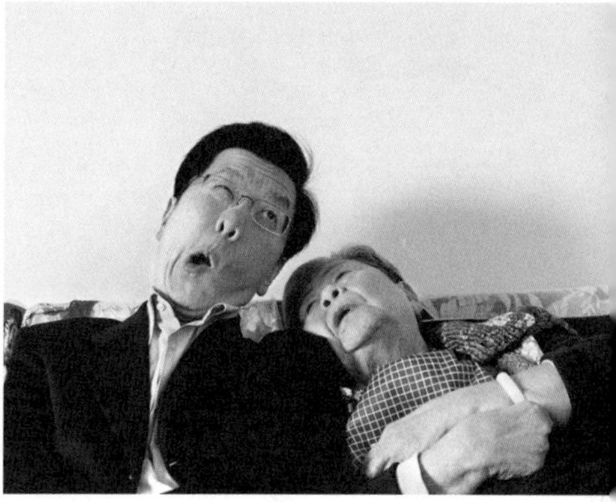

如果人生只剩下一百天，我會帶最喜歡熊的德寧到泰迪熊博物館的咖啡館和她聊天，聽聽服裝設計界又發生了什麼新奇的事件，也聽聽她對男朋友的看法。我還要跟德亭再去一次威尼斯，大吃 Gelato Fantasy 的冰淇淋，坐在運河上的貢多拉舟，幫她取景拍照。我也一定要約我的室友拉斯見面，跟他去買二十五公斤的起司，做起司蛋糕，吃到我們想吐為止，重溫我們過去的每一個惡作劇……。

至於母親，我會躺在她大大的肚子上，一張一張翻看我們的老照片，再一遍又一遍的聽她說起當年如何如何。我要告訴她我是多麼愛她，我願生生世世做她的孩子。我還會到父親靈前，告訴他我終於明白了，他希望我做的，嘴裡雖然沒說，但他都做給我看了。我也終於了解，人到無求品自高，人生應為所當為，若將名利掛心頭，便是如蒼蠅追逐腐肉，把人生的格局品第浪費在滿足最低層級的慾望。

我希望跟我有緣相識的人能跟我一樣感恩這美好的緣分，對未來也有樂觀正向的思維。我想要跟大家分享，人活著，只要好好體驗人生、享受世界的真善美，讓自己的生命不斷提升成長，不必留下什麼，這個世界就會因你而芬芳。若真要留下什麼，那就是留下健康的孩子。如果真要衡量什麼，一個善良的後代，能給世界的正面影響，一定超過邪惡的人。

等到我確定自己的淋巴癌第四期並沒有立即的生命危險，我還有機會重拾健康、彌補過去的缺失，慶幸之餘，我就想，既然對**「如果生命只剩最後一百天」**已經有過縝密的思考，為什麼不從現在開始，每天都這麼過呢？

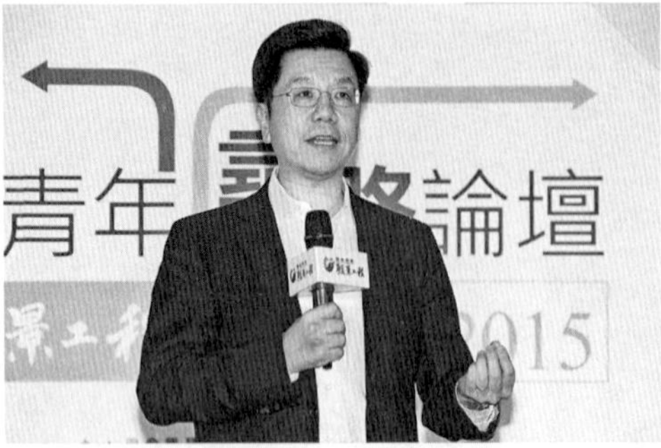

病癒後在台灣的青年論壇演講，希望所有有緣的朋友都能跟我一樣感恩這美好的相遇。

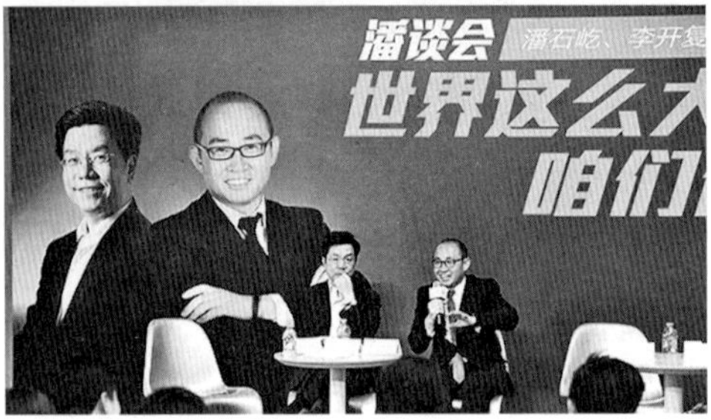

病癒後在北京的對談演講照。

03 與星雲大師對談

生病之前，我獲得美國《時代》週刊評選為影響世界百大人物之一，我意氣風發的赴美受獎，自認實至名歸、當之無愧。然而，弔詭的是，領獎回來沒幾個月，我就發現自己生病了。病中赤裸裸的暴露在病痛的風暴中，再大的影響力、再高的知名度都幫不了忙；在診療間、在病床上，我什麼都不是，就是一個隨時可能在呼吸之間頓失所有的病人。

那時候，我常常怨天怨地、責怪老天爺對我不公平，我從內心深處發出呼喊：「為什麼是我？我做錯了什麼？這是因果報應嗎？」我是天之驕子啊！我有能力改變世界、造福人群，老天爺應該特別眷顧我，怎麼可能會把我拋在癌症的爛泥地裡，跟凡夫俗子一樣掙扎求生？

朋友看我痛苦，特地帶我去拜見星雲大師，並在佛光山小住幾日。有一天，早課剛過，天還沒全亮，我被安排跟大師一起用早齋。飯後，大師突然問我：「開復，有沒有想過，你的人生目標是什麼？」

我不假思索的回答：「『最大化影響力』、『世界因我不同』！」這是我長久以來的人生信仰：一個人能有多大程度可以改變世界，就看自己有多大的影響力；影響力愈大，做出來的事情就愈能夠發揮效應……。這個信念像腫瘤一樣長在我身上，頑強、固執、而且快速擴張。我從來沒有懷疑過它的正確性。

大師微笑不語，沉吟片刻後，他說：「這樣太危險了！」

「為什麼？我不明白！」

「我們人是很渺小的，多一個我、少一個我，世界都不會有增減。你要『世界因我不同』，這就太狂妄了！」大師說得很

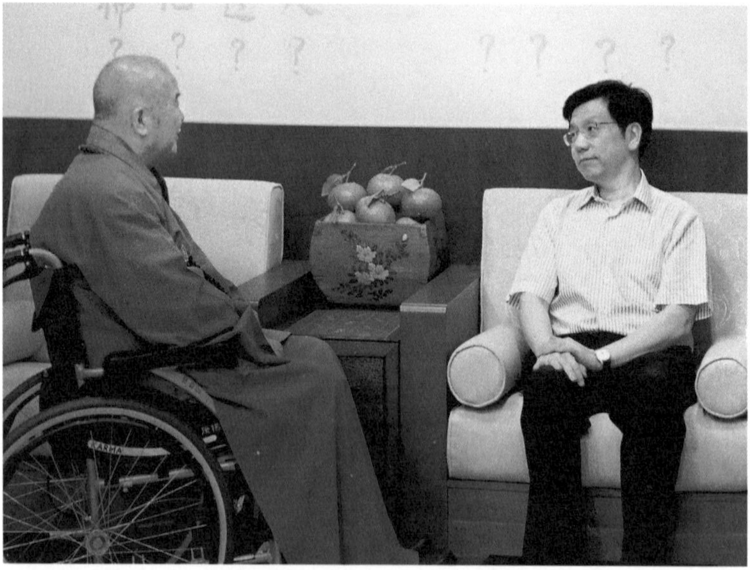

養病期間，大師的話語時常在我心頭迴盪，原來我多年的信念存在著看不到的盲點。

輕、很慢，但一個字一個字清清楚楚。「什麼是『最大化影響力』呢？一個人如果老想著擴大自己的影響力，你想想，那其實是在追求名利啊！問問自己的心吧！千萬不要自己騙自己。……」

聽到這裡，簡直像五雷轟頂，從來沒有人這麼直接、這麼溫和而又嚴厲的指出我的盲點。我愣在那裡，久久沒有答話。

「人身難得，人生一回太不容易了，不必想要改變世界，能把自己做好就不容易了。」大師略停了停，繼續說：「要產生正能量，不要產生負能量。」他的每一個字都落在我的心田裡：「面對疾病，正能量是最有效的藥。病痛最喜歡的就是擔心、悲哀、沮喪。病痛最怕的就是平和、自信，和對它視若無睹。我得了幾十年糖尿病，但我無視於它的存在，每天照樣做我該做的事，我現在還不是活得好好的！」

那幾天常聽大師開示，覺得自己過去堅信不疑的很多價值、信念都是有瑕疵的。我當時還帶著很多因為身分、名望、地位而來的自負，大師的話語，我雖然記住了，可是我並沒有完全明白、也沒有完全接受，甚至還有點不服氣。

有一天，我想到我在微博上時常針砭時事，也曾對一些負面的社會現象口誅筆伐。於是請教大師要用什麼樣的態度，面對社會上的「惡」？沒想到，大師還是以一貫平和的語氣回應我：「一個人倘若一心除惡，表示他看到的都是惡。如果一心行善，尤其是發自本心的行善，而不是想要藉著行善來博取名聲，才能導正社會，對社會產生正面的效益。」

「可是，如果看到貪婪、邪惡、自私等負面的事件，又該怎麼辦呢？」我想辯解。

大師說：「要珍惜、尊重周遭的一切，不論善惡美醜，都有存在的價值。就像一座生態完整的森林裡，有大象、老虎，也一定有蟑螂、老鼠。完美與缺陷本來就是共存的，也是從人心產生的分別。如果沒有邪惡，怎能彰顯善的光芒？如果沒有自私的狹隘，也無法看到慷慨無私的偉大。所以，真正有益於世界的做法不是除惡，而是行善；不是打擊負能量，而是弘揚正能量。」

養病期間，大師的話時常在我心中迴盪。我想得最多的就是「影響力」這三個字。

過去，不論做任何事情，我都會不自覺的先估算這件事能產生多大的影響力？一場演講不到一千人就不去；每天微博不能新增一萬個粉絲，我就覺得內容發得不夠。有人發信問我創業問題，我只回覆那些有可能成功的。要不要見一個創業者？完全取決於他的公司有多大潛力。要見哪位記者，得看他的讀者群有多少。……我從來不覺得這有什麼不對，我的行程排得滿滿，我的時間有限，當然必須過濾掉很多次要的、沒有意義的活動。於是，我精確計算每分每秒該怎麼用在能夠發生最大化影響力的地方；我也幾乎有點偏執的把運營社交媒體當成人生目標的重點，把獲取粉絲視為志在必得的工作。

那時候，我確實沉溺在各種浮動的快感中，我是眾所矚目的，走到哪兒都有粉絲圍繞著我；我在微博的影響力讓我輕易發起萬人實名抵制某一個熱門的電視節目；我認為自己是路見不平、仗義執言的俠客……。做為一個科技人，我對於自己已經越界毫無所覺；堅信自己是在關心社會，但骨子裡已經被千萬粉絲沖昏了頭；每一個社會重大事件，粉絲都會期待我的表態，於是我陷入轉發與關注的熱潮中，不能自已；甚至還運用我的專業，篩選最值得關注的微博條文，好讓我的言論更具有影響力。

大師重重點醒了我：「追求最大化影響力，最後就會用影響力做藉口，追求名利。不承認的人，只是在騙自己。」為了追求更多的影響力，我像機器一樣盲目的快速運轉，我心中那隻貪婪的野獸霸占了我的靈魂，各種堂而皇之的藉口，遮蔽了心中的明燈，讓我失去準確的判斷力。我告訴自己，有了影響力，我就可以伸張正義、做更多有意義的事，我的身體很誠實，我長期睡不好、痛風、便祕、還得了帶狀皰疹……。這些警訊都太小了，無法撼動我那愈來愈強大的信念；人說「不到黃河心不死」，最後身體只好用一場大病來警告我，把我逼到生命的最底層，讓我看看自己的無知、脆弱、渺小；也讓我從身體小宇宙的複雜多變，體會宇宙人生的深邃、奧祕。

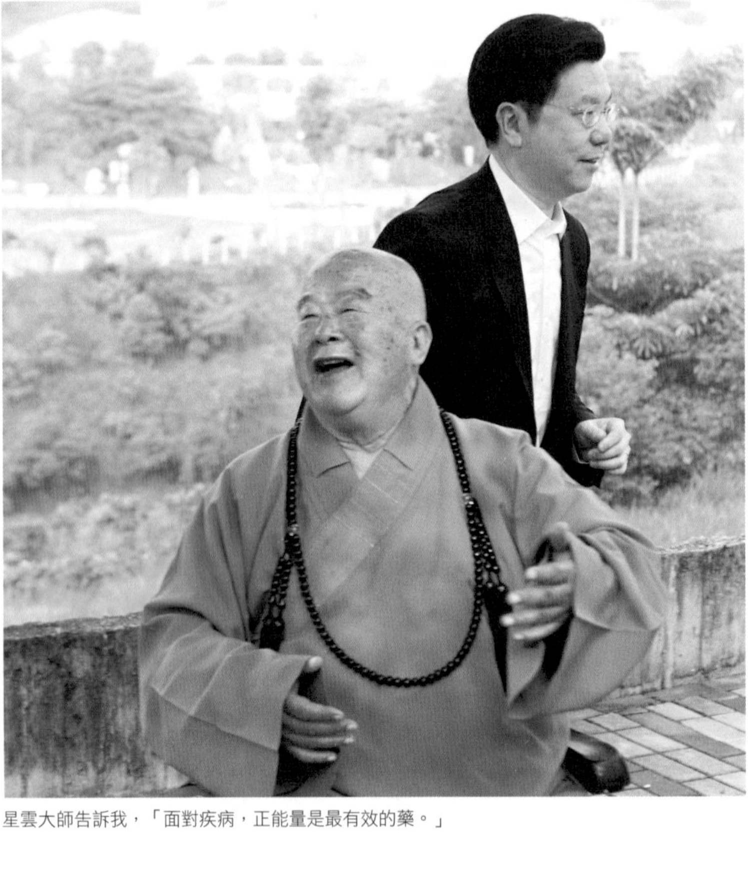

星雲大師告訴我，「面對疾病，正能量是最有效的藥。」

身體病了，我才發現，其實我的心病得更嚴重！當我被迫將運轉不停的機器停下來，不必再倚賴咖啡提神，我的頭腦才終於可以保持清醒，並清楚看到，追逐名利的人生是膚淺的，為了改變世界的人生是充滿壓力的。珍貴的生命旅程，應該抱著初學者的心態，對世界保持兒童般的好奇心，好好體驗人生；讓自己每天都比前一天有學習、有成長，不必改變別人，只要做事問心無愧、對人真誠平等，這就足夠了。如果世界上每個人都如此，世界就會更好，不必等待任何一個救世主來拯救。

現在，我發現一個更符合個人渺小地位的思維方式，那就是，如果我做一件事情，世界上每一個人也都這麼做，那麼我們的世界會不會變好一點？如果會，我就去做，不再用量化的思維算計每件事的「價值」和「意義」。生命太深奧了，很多看不見的價值與意義，會發生在我們看不見的細微處。例如生病之後，我陸陸續續在微博發了些病後感悟的文章，我只是真誠想要跟大家分享，再也不會像過去一樣為了擴大點擊率和影響力而刻意推廣。我發現，真有需要的人，一篇短文、一句誠懇的話，就能深入人心。與其讓千萬人過目即忘，不如讓一、兩個人銘記在心。而且，透過這種真誠、無私的靈犀相契，我自己得到的回饋才會是正向的能量。

之前汲汲營營追求的一切，現在在我心裡都漸漸淡了；卸掉身上很多看不見的負擔，我才有能

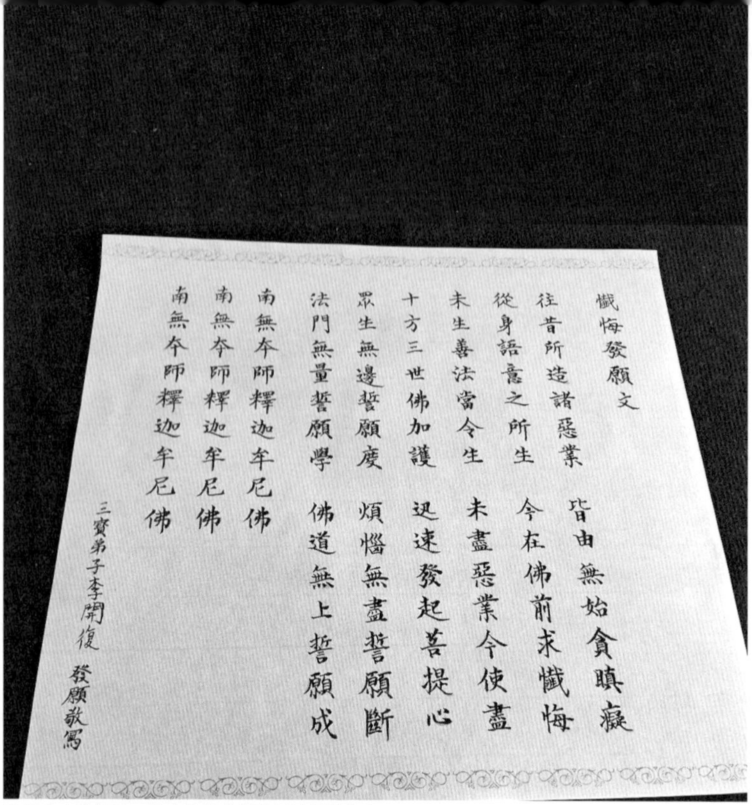
懺悔發願文
往昔所造諸惡業　皆由無始貪瞋癡
從身語意之所生　今在佛前求懺悔
未生善法當令生　未盡惡業令使盡
十方三世佛加護　迅速發起菩提心
眾生無邊誓願度　煩惱無盡誓願斷
法門無量誓願學　佛道無上誓願成
南無本師釋迦牟尼佛
南無本師釋迦牟尼佛
南無本師釋迦牟尼佛
三寶弟子李開復　發願敬寫

佛光山小住數日，我在抄經室抄寫了這篇懺悔文。

力辨識網上許多激昂、沸騰的討論，常常都充滿了負能量。

昨日種種，譬如昨日死，今日種種，譬如今日生。病中醒來，昏聵的心眼也醒過來了。壓力是一切致病之源，我現在不太看網路消息，更不覺得自己要在網上仗義執言。眼不見、心不煩，不見可欲，使人心不亂；不煩不亂，就不會帶來身心的壓力。就當是對自己的健康負責，我也勢必要遠離過去的生活模式了。

04

從容和自己競賽

多年來，我所負責的很多企業是橫跨中美的，因此工作是不分時刻的，一天二十四小時都可能收到美洲、歐洲的信。我當時可能有點孩子氣，特別想讓員工知道我很努力，因此甚至被一些朋友和員工起了一個外號，叫做「鐵人」，我非常以此自豪：我的確是個鐵人，我拚命的工作，你看我多棒！我總是告訴大家，我一天只需要睡眠五個小時，無論你什麼時間發信，白天我十分鐘就會回，晚上也會在兩小時之內回覆。我睡眠淺，醒過來反正睡不著，就乾脆起來開電腦，回幾封信。

先鈴睡得比較熟，所以通常她不會知道我起床做事。但有幾次我在書房裡正忙著回 e-mail，突然聽到腳步聲，我就知道糟了，老婆要抓我回去！所以每次

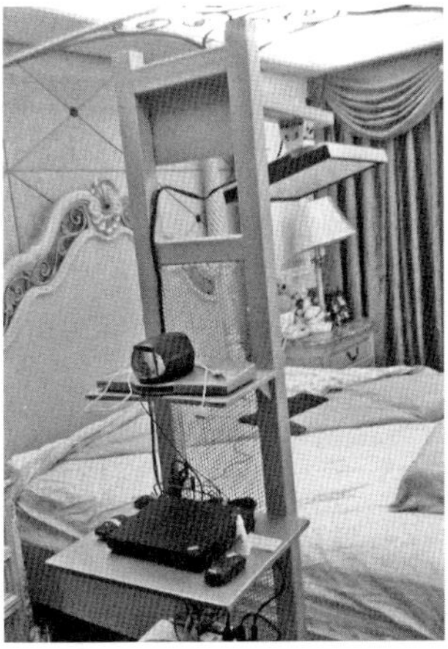

iPad問世前，我為了追求效率，即便開刀得躺床兩週，還特別訂製可以躺著用的電腦架以工作。

半夜起來，我都躡手躡腳，生怕被她發現。這樣的日子過了大概有十年之久！

這次大病，讓我有了徹底的覺醒。為什麼要這樣做「鐵人」？人生的競技場上，一定需要用這樣的方式參賽嗎？

網路上有一則發人深省的廣告，在一場馬拉松競賽上，一名選手突然對比賽產生了疑惑。他問：「大家都說人生就像一場馬拉松。真是這樣的嗎？為什麼大家都朝向同一個方向、同一個目標呢？」「我能不能退出這場比賽？我能不能選擇其他的方向？」畫面上，他看到有人不幸跌倒了，仍然勉強站起來繼續向前，他的疑惑更深了，於是，他勇敢的率先跑出隊伍；其他人也看到了，紛紛起而效尤，每一個人都奔向自己的方向。

我們的時代雖然愈來愈鼓勵、也愈來愈容許多元的價值觀，但是，無可否認，「成功」，以及伴隨它而來的名聲、利益，還是多數人共同追逐的目標。因此，一個人的努力是否有價值，比方說一個麵包師傅、一個水電師傅的工作是不是值得肯定，我們還是會看他是不是成為那個行業的頂尖？他是不是曾經獲獎、是不是很有名？我們不會看到他內在的滿足、喜悅，或者他如何透過工作，不斷修正自己的人生態度。

我曾在書上舉出幾個成功者的範例，一個是我的母親，另一個是我過去在美國的園丁，他們都把自己的角色表現得淋漓盡致，而且樂在其中。我還特別強調：「成功的定義因人而異，沒有一定的標準，不需要跟別人競賽，競賽的對象是自己，每天讓自己比昨天更好一點，更積極面對挑戰，在面對不如意時，心裡更加平靜。」所以，我過去其實都領悟到了，但在靈魂深處，我的競爭之心並沒有完全褪去。

病中親身感受自己對生命的脆弱與無能為力，這才漸漸體悟到，我多麼渺小，光是把責任範圍內的每件事都做好就很難了，有什麼才德、見識可以衡量「最大化的影響力」？

就以我的專業，語音識別來說吧！我的博士論文語音識別裡的計算方法叫做maximum likelihood estimation（最大似然估計）。也就是說，當我們觀察到一些樣本，再做一些模型的假設，就可以用最大可能性估計的樣本來訓練這些模型參數。然後這些模型和參數就可以用來做為識別的依據。把最大可能估值延伸來說，就是指我們對事物一定有某種理解和判斷，而這個判斷並不是基於靈感或直覺，而是基於過去累積的樣本和客觀結果。每觀察一件新事物，就在不斷增進自己的判斷。當面臨一個新的決定時，就可以用同樣的客觀模型來評估這個決定的可能性，並從中挑選最可能成功的那一個。

然而，這是一種極端科學客觀的人生觀，和「最大化影響力」也是一致的概念，當你用這個方式優化一切決定時，就會很自然地想到：如何最大化人生的意義？過去，我的人生意義模型就是：生命是短暫的，所以應該慎重衡量所做的每一件事、每一個抉擇，然後挑選那些能夠創造最多價值的。

這個觀點看起來十分積極、正向，可是，我現在慢慢發現，很多看似無意義的事，未必是沒有意義的；而且生命的意義，也沒法稱斤稱兩、精確計算。

過去，我凡事講求「效率」，比方說，祕書幫我安排每日行程表，在眾多求見者當中，免不了都會事先篩選哪個人是非見不可的，哪個人又是見不見都無所謂的？基本上我就是用我的博士論文的算法，像電影《駭客任務》那樣，注射入了我的腦中，讓我成為了一台最大可能性估計的力行者！

在養病期間，我看到了過去的做法是天真而自我中心的。我在患病後發出微博：「癌症面前，人人平等。」但是病後覺醒，更認為「在一切事物面前，人人皆為平等」。生病的過程告訴我：世界的奧妙不是可以輕易計算。所以，只要體力允許，加上時間也充裕，我會秉持人人平等的理念，每天和網友交流一段時間，每週見幾位有緣的陌生人。

幾次下來，我發現我漸漸不那麼在意「效率」了，心裡沒有預設目的，我反而可以敞開來接

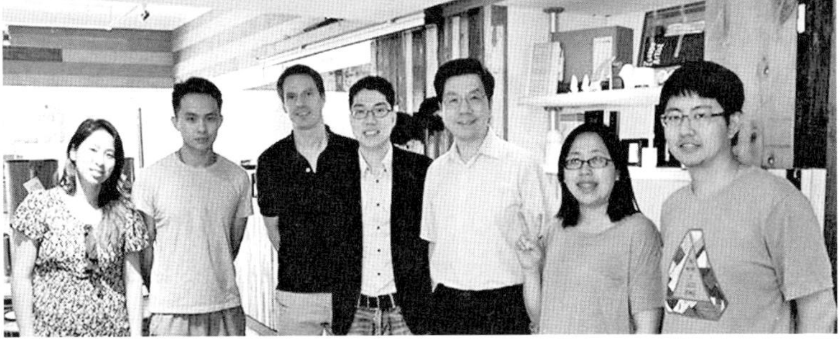

病後的我，愈來愈開放，愈來愈隨緣，各種緣分和偶遇都值得珍惜。

受所有的可能性。就像我發現，許多上門求教的朋友跟我談過話之後，我給他們的建議，是否有用，我也不必在乎了。過去幾年，我很難擠出時間去見陌生人，但現在，我寧可相信每個與我相見的人，需要多少時間就花多少時間，不論能否談出什麼，我們之間必然有某種緣分；能夠見上一面，緣分就開始啟動。當然也有談得不愉快，或者磁場不對的，那麼我們的緣分或許就從此了結了。每件事都有意義，只是我們當下看不清楚罷了。

人生在世，無論理性、感性，我們所能知、能見、能感的實在是太少了。除了盡力把自己力所能及的事做到最好，不斷提升自己、體驗人生的諸多可能也同等重要。世間的事，也不是都能按照計畫進行，各種的緣分、偶遇都值得珍惜。因果難料，不能只用統計去推斷一件事的因果，也要聆聽感性，追隨內在聲音的指點。

體會到這一層，我雖然依舊相信最大可能性估計，但也懂得如何不被表象的量化標準綁架。當我不再斤斤計較每件事具有多少效益，我的焦慮感便逐漸降低，至少，我已經學會不用別人的標準參與競賽，而能從容的走自己的路。

05

墓誌銘檢測

不再斤斤計較「最大化影響力」，更不敢再侈言改變世界，難道我過去的所有信念都錯了嗎？那也未必。

有好幾次，我站在父親靈前，默默地對父親說：「如果您在天上有知，看到我犯了這麼多的錯誤，您仍會以我為榮嗎？」

慧濟寺的老黃狗總是跟在一旁，深情脈脈，時不時對我搖搖尾巴。遠處吹送過來的桂花還是什麼花的香氣，淡淡的縈繞在我身邊。天地之間有一種看不見的能量在流動，也是脈脈含情。

儘管父親從來沒有回答我，但每一次走出慧濟寺，我的心都特別安靜。我想，不必追悔過去如何如何了，過去的我已經死去，今後的我，每一天都是重生！而且，如果沒有過去的錯誤，我如何能知道什麼才是正確的方向？也許，人生之妙，就在於不斷的在犯錯當中修正、再修正，所謂「如切如磋、如琢如磨」，要一步到位就止於至善，那是不可能的。

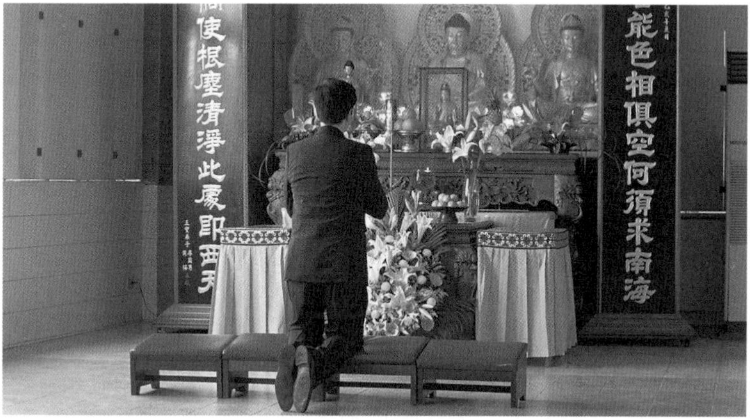
使根塵清淨此處即西天
能色相俱空何須来南海

每次去父親的靈前上香，踏出慧濟寺，總感覺自己格外平靜。

其實，我過去所做的一切，無不遵循著父親的指引。當年我寫七封「給中國學生的信」的時候，也是受到他的感召，真心想要幫助年輕人。此後，我不論演講、寫書，我提到的很多觀念、想法，包括堅守誠信正直的原則、積極樂觀、主動學習、保持熱情……等等，甚至「做最好的自己」，「最大化影響力」，就有很多父親的影子在內。生病之前，我每次去靈前祭拜他，我常想：「我已經完成父親的夢想，父親若還在，該會多麼以我為榮啊！」

只是我「失之毫釐，差之千里」，我可能被太多成功經驗沖昏了頭，我傲慢而不自知；也許習慣了效率思考，所以會推論每件事的因果邏輯，用結果導向與量化判斷來衡量很多事，然後一步錯、步步錯，錯到後來，連自己都看不出錯在哪裡了。

如今回頭檢視，我到底是從哪一步開始偏離了初心呢？

曾經，有個細心的記者問我：「你在《世界因你不同》這本書裡提到過，隨著人生閱歷的增加，你想要的墓誌銘也不一樣了。那麼經過這場病之後，你將來會希望得到怎樣的墓誌銘呢？」

經他這一問，我突然間明白了，原來我的病根就在這裡！

年輕的時候，我一直認為，當你離開世界時，希望這個世界如何記錄你，那就朝著這個目標前進！所以我總會問自己：「我要怎樣的墓誌銘？」

我在《世界因你不同》這本書裡提到過，在科技界打拚多年，從加入蘋果的那一天起，我想要的墓誌銘是：

科學家、企業家，

他曾經經歷多家頂尖高科技公司，

把繁雜的技術轉換成為

人人可用、人人獲益的產品。

後來，我在中國試圖用教育的手段幫助更多年輕學生，那時候，我希望我的墓誌銘是：

熱心教育者，
通過寫作、網路、演講，
他在中國崛起的時代，
幫助了眾多青年學生，
他們親切的呼喚他「開復老師」。

當時寫到這段時，只覺得第二個目標格外有意義，並為自己以無私目標努力感到自豪。病中反思，才看見自己的盲點：原來我看重的不僅是做了什麼、有什麼貢獻，墓誌銘情結其實是讓自己套入了「身前身後名」的枷鎖中！

成為「科學家、企業家，把繁雜的技術轉換成為人人可用、人人獲益的產品」，確實是我想做、也是我做得到的；「熱心教育，通過寫作、網路、演講，幫助眾多青年學生」，也是我最有熱情，而且願意終身全力以赴的，但哪怕我只是存著一點點念頭，希望將來人們如此記得我，我的心、我的做法就都不純粹了。這就是問題之根本所在。

錢穆先生送給父親的條幅「有容德乃大，無求品自高」一直掛在我家客廳，跟隨我飄洋過海，又跟著我回到自己的家鄉；彷彿父親的耳提面命，隨時在我身邊叮嚀、提醒。但是，我居然充耳不聞，因為我打從心裡是「有求」的，最要命的是，我還自認「無求」！我確實沒有要什麼回報，我只是喜歡被熱情的粉絲簇擁著、喜歡一打開電腦就看見蜂擁而至的回應……。所以，我做的許多事，其實是有條件的，我算計著各種成本，衡量成敗得失；我並沒有為所當為，隨緣去做我做得到、而且我也想做的事。

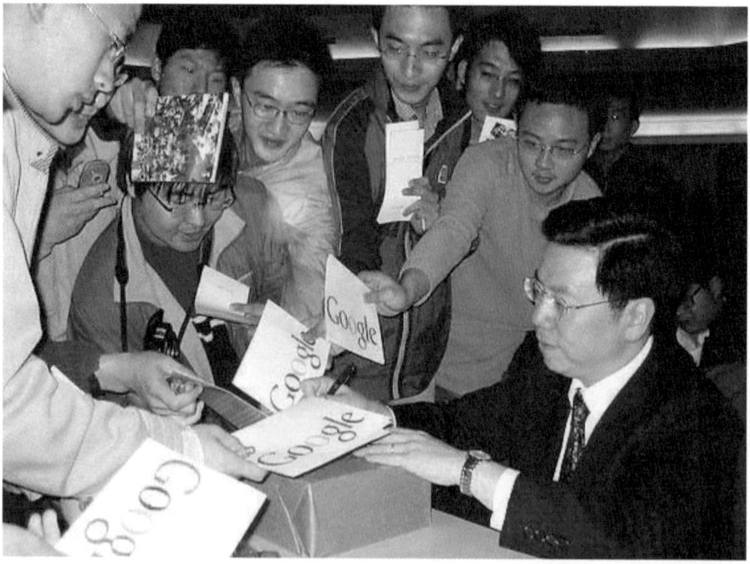

每次演講後總有許多爭相簽名、合影的熱情聽眾。而我一度錯以為這能讓父親以我為榮。

循著這個線索追溯我的所有「偏差行為」，我發現我太在意別人怎麼看我了！我想要把自己塑造成某一種可以留存在別人心目中的形象。這個心態，說好聽是「愛惜羽毛」，其實就是愛面子、好名，這大概是我根深柢固的「中國情結」了！

中國人好名，不知道是不是受到孔老夫子說的「君子疾沒世而名不稱焉」影響？連孔夫子都這麼愛惜自己的名聲，何況凡夫俗子？千百年來的知識份子就被這個牢籠套住了。在台灣講學超過一甲子的滿清遺老愛新覺羅・毓昀就說：「這句話不知害死多少人，許多讀書人乃成『千古文章，千古賊』。」確實如此，我猜孔夫子可能只是一時說溜了嘴，不小心洩漏了心底的焦慮感，當場被學生恭恭敬敬的記錄下來。也許孔子要的是「名實相符」，不是要當世當時的名聲，而是後世名聲，但說穿了，即使要的是後世評價，那也就是要一塊墓誌銘吧！

孔夫子確實是一個名垂千古、流芳百世的聖人，他用穿透數千年的眼光看待自己的思想將會產生什麼樣的影響力，所以他會用後世評價來看自己還有哪一塊使命尚未完成？並後覺悟，我不再在乎這些，我不認為再過五十年，這個世界還會有人記得我，我也不在乎是不是還有人記得我，因為那都不重要了！我現在最在意的是，我能不能讓身邊的人感受到我的溫暖、善意？我是不是能夠不問愚智優劣、毫無差別的對待每一個跟我有緣相見的人？

我曾經夢想在中國創辦一所世界一流的大學，以提升中國的教育競爭力。那段時間，我對教育非常投入，希望把餘生專注在努力辦好一所大學；我也認為那是我能夠發揮最大影響力去幫助中國青年的方法。二〇〇四年，我信心滿滿的求見大陸、香港、台灣各地的富豪，希望他們能捐贈贊助這個計畫。但是到處碰壁。後來，一位香港富豪卻給了我驚喜的回饋，他不但承諾捐出一大筆資金，而且還拒絕學校用他的名字命名。他說：「我們應該給它起個很普通的名字，當有一天我不在這個世上，而你需要募更多的錢，你可以把命名權給下一位捐贈者。」

他跟父親一樣，是把「有容德乃大，無求品自高」實踐出來給我看的人，雖然後來因為種種原因，學校辦不成，但他慷慨、無私的品格，卻永遠在我心裡，像一盞明燈照耀著我；在我迷失方向的時候，成為我的指南針。他不在意能夠擁有什麼，只在意自己在適當的時機能做些什麼？就如西諺所說的：The richest man is not he who has the most, but he who needs the least（最富有的人不是擁有最多，而是需求最少）。所以，我總是鼓勵自己，學習他的態度，繼續投入教育，為中國教育留下什麼。我也確實往這個方向去做了，不論在微軟、Google、創新工場，我都沒有忘記這個心願。

然而現在，我卻從我的「墓誌銘情結」裡發現，即便是「想要留下什麼」，都還有一個小陷

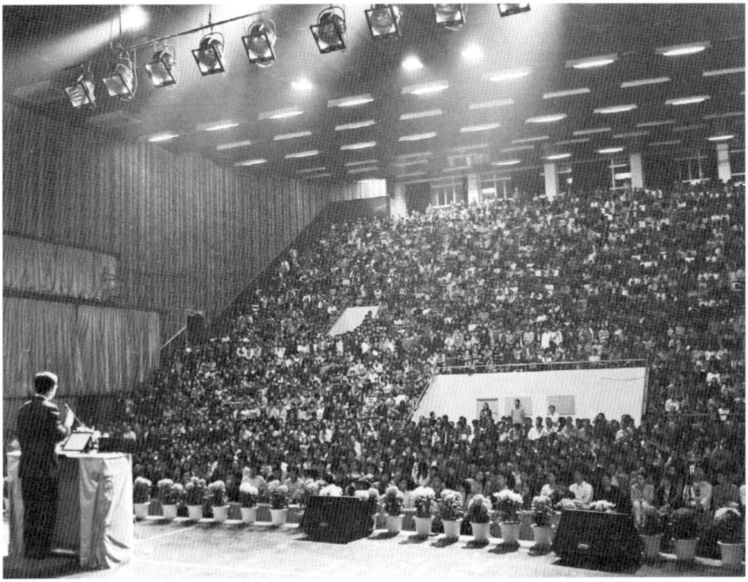

通過寫作、網路、演講，幫助眾多青年學生，是我最有熱情，而且願意不計代價、終身努力以赴的工作之一。

阱，一不小心，就會是一種慾望，是一種「求」，會讓我的心念不純粹，做法上就難免有瑕疵。其實，不論身前身後名都是一場空夢！就像蘇東坡所說的：「人生到處知何似？恰似飛鴻踏雪泥；泥上偶然留指爪，鴻飛那復計東西。」連身後名都可以拋開，功成身退，把一切功勞還諸天地，這個「光明遠景」讓我怦然心動，雖然我現在還差得遠，但「雖不能至，心嚮往之」；就像一個登山客望著遙遠的山頭，雖然路漫漫而悠遠，但只要持續向前，即使此生未必能抵達目標，至少我仰望過、知道有這種境界在。

06

放下驕傲

打破了墓誌銘情結，我身上的負擔不知不覺也輕鬆多了。一個早晨，我出外散步時，又遇見了那位掃落葉的老人。

我常遇見他，剛開始還以為他是負責那個區域的清潔隊工人，後來才聽說他是附近的住戶。每次同他擦肩而過，他總會跟我打招呼。那天，我主動停下來跟他道謝。我說：「謝謝你！這條路每天都掃得很乾淨，都是你的功勞！」他停下來對我一笑：「唉！你不知道！我的心是髒的，所以我都看到髒，我是在掃我自己的心啊！」

他的話著實讓我嚇了一大跳！一個貌不驚人、再平凡

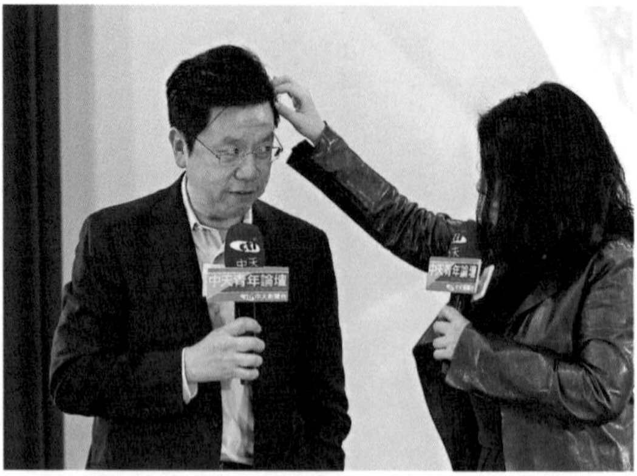

陳文茜拉我頭髮，確認不是化療後戴的假髮。

不過的老人家，竟然說出這麼平平實實、又發人深省的話。

也許是我現在在台灣養病的生活比較從容、悠閒，也許是我看見過去對名聲的追求是多麼虛妄，我現在更容易在許多市井小民身上，看到很多美好的素質。那位老人家如此，我遇到的許多計程車司機、公車司機，或是餐館的服務人員也是如此，他們都親切有禮，謹守著自己的崗位，兢兢業業。

當我擁有千萬粉絲的時候，我其實看不到這些個別的「人」，我只看到自己。再往深處探尋，我的根性裡有一個埋藏得很深的東西——驕傲。那是比好名更有傷害性的東西。

父親很早就看出我這個毛病，所以他在給我的信裡再三提醒我，切莫驕傲、驕矜必敗……。母親在我很小的時候，就曾因為我誇言「我連九十九分長什麼樣子都沒看過」，重重的處罰我，要我謹記謙虛才是美德。可是這種根深柢固的習性，沒有經過人生大痛的震盪、打磨，確實很難改。即使一時體悟，也不可能馬上煙消雲散；隔一段時間，可能又變換成不同的事件冒出頭來。只能一次又一次的提醒自己、看住自己。

在五個姊姊裡，五姊開敏可能因為也在學術圈，所以她最能貼近父親的生命情懷。她告訴我，父親個性溫和，但其實他在某些方面是很嚴厲的。她最無法接受父親的一點，就是父親常會給我們幾個打分數，像是那時她都已經四十歲了，在工作上雖然表現優異，備受肯定，但父親最高只給她八十分。我沒經歷過這一段，她卻有一段時間頗受困擾、對自己很洩氣。幸好她後來成為諮商輔導專家，自己慢慢化解了那段委屈。

從教育的觀點，我確實不贊成父親給孩子打分數。但是，理解了父親一生如何「嚴以律己」之後，我慢慢體會到，這是要我們對自己有最嚴格的自我期許。這個分數，不是外在評價，而是內在的自我檢視。所以，在我犯錯時，父親要我「看看自己有什麼感覺？」只要自我檢視的能力還在，即使有任何言行偏差，自己都能校正回來，不會迷途太遠。

生病之後，這個自我校正的開關似乎就打開了，我身邊的很多機緣也一觸即發，內在的明燈一盞一盞的亮了起來，一步一步把我導引到正確的方向。

跟朋友談到父親給我們打分數的故事時，朋友告訴我，這大概是長期在中國民間流傳的「功過格」概念，有點「吾日三省吾身」的意思。他還說，已故儒學大師唐君毅先生晚年曾給自己的一生打分數，他給自己不及格。原因是他在病中自我反省時發現自己：「吾自負能超凡絕俗，乃益見吾之同儕之凡俗。吾之傲慢，遂潛滋而暗長。」

也就是說，當一個人自命不凡、自視甚高時，其實就是把同輩人都看扁了；然後愈是這樣，高傲、驕慢之心就會愈來愈肥大。所以，當我企圖「改變世界」時，我就有了「世界不完美」、「我有能力改變世界」的假定；而這個企圖心的背後，其實還有一個更為不堪的心態，就是「我比這個世界大多數人優秀！」「這個世界有很多人需要我的『拯救』！」「我要除惡行善，救濟天下！」……這種「救世主情結」，很可能是來自我潛藏在意識深處的傲慢——雖然我表現出來的可能是熱心助人、熱心公益，關切時事……。

二〇一五年初，我又在臉書臉書分享賈伯斯二〇〇五年在史丹佛大學畢業典禮的演講影片，並說道：「每年都應該看一次。」那天，我也重新看了一次。

這場演講最耐人尋味的是他的最後總結：「常保求知若渴，常存虛懷若愚（Stay hungry, stay foolish）」。剛開始，我對下面這段話特別感到心有戚戚焉：「時間有限，不要浪費活在別人的人生裡；不要被教條困住，活在別人思考的結果裡；不要讓別人給的雜音淹沒了你內在的聲音，最重要的是，有勇氣去追隨你的真心與直覺。它們常常最知道你想做什麼。其他的都是其次。」

那時候，我剛剛跟 Google 展開接觸，準備離開微軟到 Google 發展，後來的微軟官司風暴都還很遙遠，我的心裡，被「有勇氣去追隨你的真心與直覺」這句話鼓盪著，因為這也一直是我不斷向前的準繩。當我看到他雖然病得這麼重，還能保持「Stay hungry, stay foolish」，而且他也從未離開工

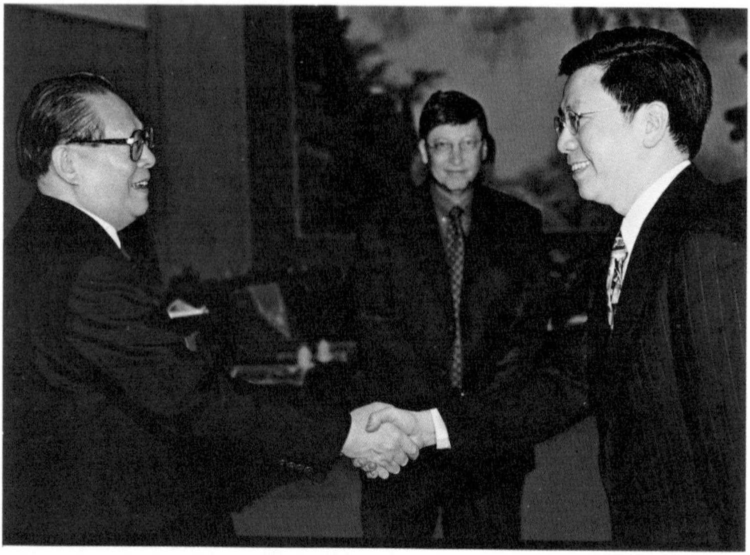

2003年比爾蓋茲到中國訪問，一同拜訪江澤民先生。

作，這種旺盛的企圖心與奮鬥精神，確實引起我的深刻共鳴。

可是，當我也在鬼門關繞了一圈回來，我從賈伯斯的演講裡看到的，就不只有這些了。尤其是當我將比爾蓋茲二〇〇七年夏天在哈佛的演講也重新看了一次之後，我發現，修過死亡學分的賈伯斯，和沒遭遇過生死災難的比爾蓋茲比起來，他們表現的生命力道還是有所不同。

比爾蓋茲直到退休前都是個熱愛競爭的人，他慣常將每一個商業競爭當成一場比賽，開會的時候希望能挑出部屬最多的毛病，看到競爭對手就忍不住手癢……。他的習性，也讓整個公司進入最大化商業價值的怪圈，但微軟壟斷案使他受到巨大的打擊。他的英雄形象被美國司法部描述成霸道無理，這使得他決定慢慢淡出，他幾乎把全部財產捐獻出來，開始投入慈善事業。看到比爾蓋茲在演講中暢談如何促進人類社會的公平，慷慨陳詞，令人動容。所以，一般的評價認為，比爾蓋茲的改變比賈伯斯更具體、更無私，也更明顯一些。

我也曾經是這麼看的，然而生病之後到現在，我對他們二人又有了新的認知。

比爾蓋茲做的事確實是了不起的，但是他看事情、做事情的方法，還是用他掌管微軟的慣性。他用他的智慧找到「對手」——例如：貧富不均、病毒等「壞東西」，也挑出對手的弱點，然後用他的好勝心和執著、努力，直到將對手克服為止。所以我們都為他喝彩，拿他做為「富人行善」的典範。

賈伯斯在工作會議中突然從椅子上滑落倒地的影像，曾引起有人嘲諷他到死還不忘工作。但深悟禪機的朋友卻淡淡的說：「等修到跟他有相同境界再批評不遲。」我自己病後，對於他的「Stay hungry, stay foolish」有了不一樣的解讀。

在死亡面前，人最終都會把所有注意力回到自己身上，我的一生到底怎麼了？生命是什麼？這種關乎自身的大哉問，就會讓人從「慨然有澄清天下之志」，反身向內，把關注的焦點回到自身。

每一個人都會選擇一種觀看世界的角度，至少我從賈伯斯身上看到的是，他更專注在自己所愛的工作，不太理會這個世界如何評價他；儘管很多人覺得他驕傲、目中無人，他也無所謂，因為他不願意花時間取悅世人，他只在意如何滿足自己對生命無窮的探問。而他的Stay hungry, stay foolish，是「永保初心」，人生儘管迂迴多艱，但永遠要「莫忘初心」，如泉始發、如嬰兒般對未知保持開放。

所以，比較起來，我覺得賈伯斯更有智慧，更有初心。也許，修過死亡學分，眼界自然不同。世俗的成功，很容易讓我們自以為高人一等，殊不知這只是「小聰明」，甚至叫做「世智辯聰」，是學習佛法的八種阻礙之一，會遮蔽我們開放自己、接受更多訊息的可能性。

我不知道在未來的人生是否能夠將「驕傲」從我的根性中徹底拔除，至少目前，我看見它了，我會隨時提醒自己，也希望朋友們隨時提醒我。

07 學會感恩

要把「驕傲」從我的根性中一點一點拔除，很重要的一個功課，就是學會感恩。因為唯有感恩，才能把盤踞在我心裡的「自我重要感」鬆開，讓自己走下高台，走入人群，跟大家融成一體。

對我來說，這也許是這一生最重要的功課。我從小受寵，爸媽寵、哥哥姊姊寵，連老天爺也寵我，給了我許多優越的條件；我喜歡跟聰明人在一起工作，我習慣用效率計算一切……。

剛發病時，女兒不知道該怎麼安慰我，但她告訴我：「Everything happens for a reason.（一切事物的發生皆有其理由。）」那時候她自己也處在各種青春的風暴當中，狀況還不像現在這麼穩定，但她這麼一說倒是提醒了我，不需把每件不如意事都看成一個「果」，好像我們做錯了什麼，所以遭受懲罰。我們所有的遭遇，必有其道理，或許這個災難是個「因」，是讓自己學習成長的機會。好比生病可能點醒我們應該活得更健康；受苦使我們更珍惜美好的日子；無助讓我們學會接受不能改變的事情；面臨死亡能教我們分辨哪些是真正重要的事情……。

她送我的話，成為當時最大的寬慰，讓我在憤怒、焦慮、絕望之中，還可以靜下心來感受疾病的善意；而且，最終也改變了我看待疾病的態度，讓我能從疾病領取到一份神聖的禮物。所以，我在患病初期，就知道了應該感恩這場病帶給我的機會，讓我重新省思過去的生活，否則，我很可能會把它當作十惡不赦的敵人。

學會感恩疾病之後，我就不再質問「為什麼是我」？當心中那種隨著強烈的自我意識而來的抗拒之心漸漸軟化，我開始自問：「為什麼不是我？」我發現，癌症之前，人人平等；而我，脱掉了過去的所有光環、頭銜，我不過就是一個肉眼凡胎的普通人。在病床上飽受病痛折磨時，我曾絕望地哀求上帝、老天爺：讓我舒服一點、讓痛苦盡快離開我，我願意用過去所有的成就來交換片刻的安寧……。但疾病、痛苦、悲傷，不會因為你是某某人、曾經有過多麼了不起的成就而對你特別寬容；我跟任何人一樣，完整經歷了一切。在醫生、護理師眼裡，我跟每一個病人都是一樣的；幫我找血管、打針、抽血的時候，不會因為我是某某人，他們就更容易找到血管；化療藥物導致末梢血管脆化，也不會因為是我，情況就能稍稍減緩……。

疾病讓我領悟到什麼是「眾生平等」，然後，我才開始能夠看見、理解、也接受每一個人的不同；而過去大家對我的好，我不是視而不見、就是以為理所當然，像是我的家人、父母和哥哥姊姊，我的同事、朋友、不遠千里來探訪我的友人、為我許願分擔病痛的好友、每天為我祈禱的網友……。現在，我常覺得自己何德何能，怎麼可以受到這麼多溫暖的照顧？

感恩真是奇妙的力量！我只不過是開始發現別人的好，這個小小的改變，就讓我比過去任何時候都覺得幸福。

而且，就像泉眼一旦打開了，泉水就會噴湧而出！接下來，我還發現，「感恩」有幾個層次的區別。第一層是想到親人對我這麼好，我好感激！第二層是我怎麼沒有回報？「投桃報李」、「受人點滴之恩，必當湧泉相報！」這是做人應有的態度，不懂得回報就沒有良心了。第三個層次，就是主動付出關心和愛。像先鈴就覺得我生病之後常會主動想到哪個親戚可能需要幫忙？出國旅行，會想到每一個人合適的禮物等等。這在過去幾乎是不

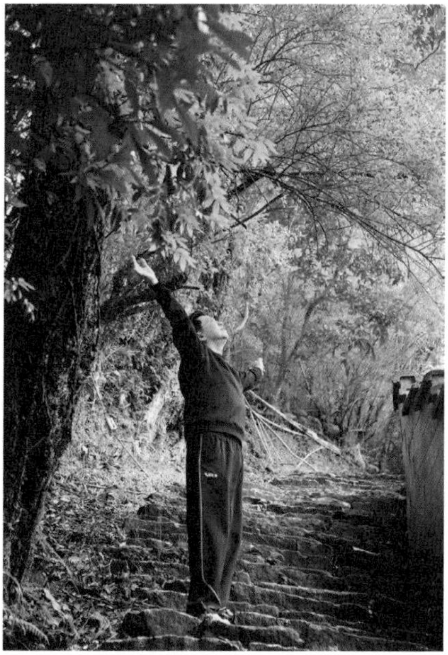

學會感恩，讓我打從內心感受到平和與愛。把人間的一切圓滿或殘缺都還諸天地。（陳之俊攝）

可能的，因為我的心根本不在此。

最後是付出之後不求回報，也完全不在乎有沒有回報。因為我為一個人付出了愛與關懷，這個「付出」的行為就已經完成了，我也只是在某一個時機點不假思索的做了該做的事。這有點像孟子說的，看到小孩子將要掉到井裡，任何人看到了都會馬上出手援救，不會思考這孩子跟我有沒有關係？我覺得這才是「感恩」的最高境界。因為它已經不是針對某一個特定對象，而是真切體察到這個世界上的每一個人、每一個生靈都是命運共同體；甚至是我們的集體意識，形成了世界的樣貌。中國古代皇帝遇到天降災禍時便要下「罪己詔」，坦承是自己為德不卒，觸怒天地神靈，形成了災難。這雖然有點迷信色彩，但我覺得更深層的意義是，就像蝴蝶效應一樣，天人合一，人的集體意識或行為，掀起了一連串的變動。所以，若要改變世界，只要改變自己，讓自己保持正向的意念。

最近一項震驚世界的醫學報告說，癌症只有小部分是因為生活不當而導致的，大部分則是沒有原因，只靠運氣。不過我相信不是沒有原因，而是「還沒找到原因」，或者說，癌症的成因是無形的，很可能就是某一種負面情緒、意識。就像科學界也證實了這個世界有九十六％的暗物質是看不見的。

我一個搞科學的人，自從開始相信這世界還有很多現象是科學無法解釋的，這對我而言，不得不說是一種解放。我不再緊張兮兮地斤斤計較利害得失，我更願意傾聽內心，做沒有任何目的的付出。就像克里希那穆提所說的：

「如果你刻意去做一個好人，那善良之花不會綻放。如果你刻意培養謙恭之心，結果也只會令你失望。善良和謙恭恰如一縷清風，會從你偶然開啟的窗戶翩然而至，但你若是有意敞開門戶恭請大駕，它永遠不會眷顧。」

學會感恩，讓我打從內心感受到平和與愛，這種愛，來自於親人、朋友之間的關懷，也來自於我跟萬物、跟眾生的一體感。於是，我不再批評這個世界存在的許多缺陷，我只相信，所有的生命都在不斷學習、成長；而所有的缺陷，也都是在趨向圓滿的過程之中。就像佛教徒相信每一個人都是「未來佛」；不斷輪迴的人生，就是來學習有朝一日可以像佛一樣成為覺悟的人。這和我病中讀《與神對話》歸納的邏輯是一樣的，愛有來生，人生未必只有一次，何必只爭朝夕？

過去因為相信人生只有一次，所以要竭盡所能，「做最好的自己」，否則就失去上天堂、得永生的機會了。但生病之後，我愈來愈覺得生命之中有很多東西完全無法用科學解釋。人與人之間的緣分就是一例。

有句話說：「寧可悲天憫人，不要憤世嫉俗。」這其實就是「感恩」的具體實踐，把人間的一切圓滿或殘缺都還諸天地，用無比的耐心，等待眾生成熟。不說它在心理、靈性上的益處，就說在健康上的好處吧！能夠原諒傷害你的人，實際上對健康的益處也是不可思議的。美國加州大學聖地牙哥分校的研究員做了一個實驗，選取兩百人分為兩組，回憶不快往事。在回想時，以包容、寬恕的角度看待過往恩怨的那一組，血壓升高變化較小；以憤怒、怨恨的角度那一組，則會造成血壓升高，而且休息五分鐘後血壓還在高點，甚至可能增加心臟病發的風險。

心打開了，眼界自然也打開了，既然相信每一個人都在繼續成長中，那麼，對於過去曾經傷害我、打擊我的人，我不僅寬恕他們，也感恩他們。因為他們是在不夠完滿、不夠成熟的狀態下，可能因為內心還有恐懼、還有很多慾望，所以做出了傷害別人的行為。

而我在經過對人性的失望、質疑之後，漸漸從中提煉出這一層體會，反而使我對各種負面行為充滿了同情的理解，然後讓我的內心更為擴大。最後，那些傷害不但漸趨消散，我還可以懷著深摯的祝福，希望他們早日脫離恐懼的威脅，讓自己更趨圓滿。所以，曾經對我傷害至深的微軟官司和癌症，於今看來，也是我生命中的無上恩典。

08

生命是最嚴厲的導師

我在加入 Google 的第一年曾遇到過幾次特別棘手的挑戰，但是我都能勇敢面對，而且能在員工士氣低落的時候幫他們打氣、加油，甚至還用詼諧幽默的方式鼓舞他們。有一次，Google 員工在談到「開復最獨特的領導力」時，有人提到了「開復的無懼」。

經過微軟官司讓我刻骨銘心的身心鍛鍊，有好長一段時間，我確實覺得生命中再也沒有什麼事情可以嚇倒我了。但是，經過這場疾病之後，我才發現微軟官司簡直是微不足道，生命還有更大的領域，是我們還沒經歷的，能不能真的無懼？我真的不敢說，但

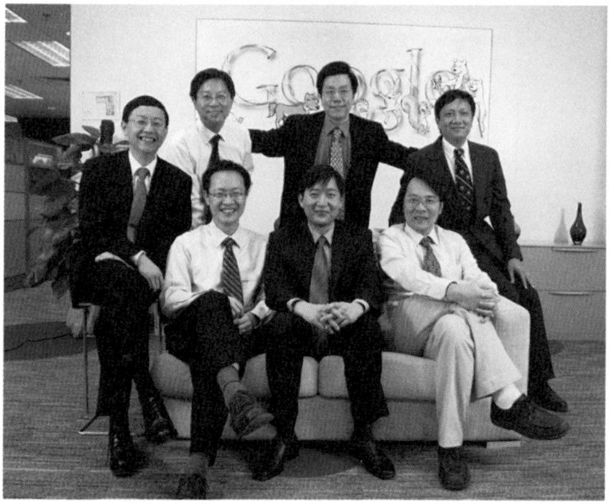

在Google中國期間，是這些優秀的員工和我一起度過了許多棘手的挑戰。

是，我相信，我已經有能力將每一個經歷轉化成重要的人生學習，讓我的生命可以不斷地提升、演化。也許是跟死神打過照面，我對生命的議題愈來愈感興趣，很多訊息也接二連三的來到我的眼前，幫助我打開視野，去探索更大的未知。

從悲劇走向恩寵

在 Youtube 看到穆札尼（Anita Moorjani）分享她死而復生的體驗。她原本全身長滿了癌，在瀕死邊緣昏迷不醒，連醫生都放棄了，她卻奇蹟似地轉醒，而且全身的癌不藥而癒。現在她巡迴各地分享自己的經驗，談到她在瀕死昏迷時，雖然全身器官已經停止運作，但意識卻異常清晰，她可以清楚感知所有人的感受，包括不太熟識的醫療人員。她覺察到自己跟所有人彷彿都是一體的，她被一種無條件的愛充滿著、擁抱著；而這一種愛，比她在人世間所曾體驗到的任何一種愛都要更強烈，而且她不用做任何事情來證明自己，就可以得到它。……

在瀕死時刻，她領悟到，人生可以：一，用無條件的愛來愛自己；二，無懼的過日子。穆札尼的經驗再次向世人展示生命的奧祕，絕非目前的科學可以審度。

我在《好走》這本書裡，也讀到對臨終前類似經驗的描述。作者凱思林．辛（Katheen Dowling

Singh）在安寧病房曾陪伴數以百計的人走過臨終歷程。她觀察到，一個病人從得知自己的癌症已藥石罔效，必須準備面對死亡，乃至最後步上死亡的歷程，其實是一段從悲劇走向恩寵的道路。死亡其實是一個將自我徹底消解的能量蛻變過程，是物質肉身的能量轉化，使人回歸到另一種能量體系。說得更直接一些，伴隨著死亡而來的肉體消亡，「個體之我」的意識也消解了，此時反而是精神、意識回歸到宇宙整體大我的契機。這也就是數千年來人們透過各種宗教、哲學、靈性修持等等手段想要達到、卻只有極少數人可以抵達的開悟狀態。

在亞歷山大醫師的《天堂的證據》，我看到一位神經外科醫師因為感染腦膜炎，幾乎腦死，經過七天瀕臨死亡的昏迷後，奇蹟似的醒來。他用醫學知識證明他的復活應該是奇蹟，於是著手寫作《天堂的證據》，描述這七天他靈魂脫殼的天堂體驗。他描述的天堂是沒有時空概念的，只有三條規則：一，你沒有恐懼；二，你不怕犯錯；三，你被愛擁抱。

亞歷山大醫師經過七天「有知覺的昏迷」，得到這樣領悟：人在世間是為了靈性的成長。所以不能相信宿命論，必須擁有自由的選擇。既然要讓人有所選擇，世界上不能只有善良，必須也要有邪惡，好讓人們分辨善惡，學會選擇。

少數網友問我：你曾是科學家，怎能相信這些沒有證據的說法？我的回答是：一，作者是著名神經外科醫師，對人陷入昏迷狀態的分析研究是有科學深度的；二，這本書是最近的暢銷書，作者的文筆深刻感性，好書當然值得一讀；三，無論是進了天堂，或是只是做夢、幻想，我相信作者是真誠的，寫的也是他個人的體驗；四，看了書不代表一定要相信，信不信完全由自己判斷。

這麼多真實的體驗都指向一個神性的狀態——這個世界是我們修練靈性的大教室，我們的所有遭遇，都是教材。所以，我們應該不帶恐懼的參與我們的生命。

想想看，如果我們來到世界上都是為了學習，而每個人是各自選擇一種人生模式來進行學習、磨練自己的靈魂；例如有人選擇一個辛苦工作而又鬱鬱不得志的人生，有人則選擇家財萬貫、春風得意的人生……。那麼，我們將在我們的人生角色上學習到什麼呢？我們身邊的每一個人都是我們的「同學」，生命的每一個時刻都充滿了值得品味咀嚼的意義。就像巴菲特說的：「每個人都是上帝安排到人間的天使。他們的存在，都有一定的道理，並不是可有可無的，尊重身邊每一個人，就是尊重上帝。」

這些神性的領悟未必是宗教，應該說是一種人生哲學。如果我們相信人生不只一次，靈性的生命是綿延不盡、而且跟大宇宙是連成一體的，我們會更願意不斷地修練、提升自己。就算最終我們的假設是錯的，人生真的隨著心跳停止就戛然而止，但這種人生觀形成的社會，相對於一個充滿憤

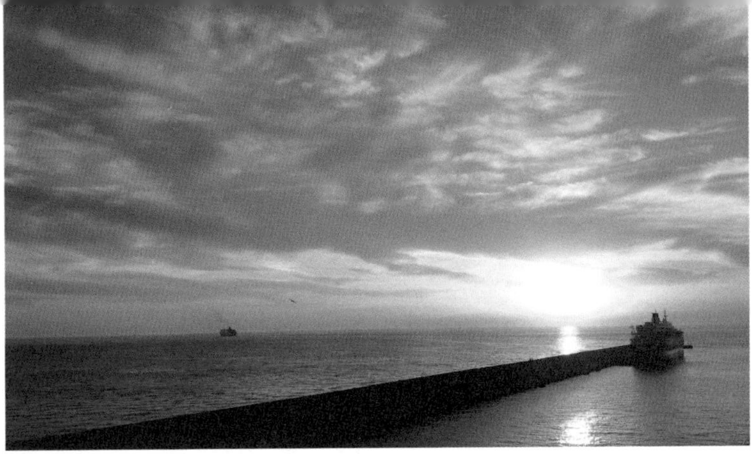

修過死亡學分，我的世界更開闊了，我將無懼的迎上前去。（李德亭攝）

怒、競爭、急躁的社會，必然是更好的。就像稻盛和夫所說的：「不論你多麼富有，多麼有權勢，當生命結束之時，所有的一切都只能留在世界上，唯有靈魂跟著你走下一段旅程。人生不是一場物質的盛宴，而是一次靈魂的修練，使它在謝幕之時比開幕之初更為高尚。」

孔子說：「未知生，焉知死。」在台灣推廣生死學教育的傅偉勳教授說：「未知死，焉知生？」修過死亡學分，我看待生命的角度已經很不一樣了，我享受這個改變，我知道我之所以出生在這世界上，絕對是有意義的，就像每一個人的存在，都在肉體生命之外，有一個圓滿自足、人人平等的靈性的生命。因此，人類不是孤獨生存，是集體的存在。

我們的群體意識會讓世界更好或更不好；比如說希特勒的崛起並不是他一個人造成，而是當年德國的集體意識，甚至是世界的集體意識。所以，我們更需要謙卑地學習這一生有緣學到的東西。修過死亡學分，我的世界更開闊了，我將無懼的迎上前去。我未來的人生不再汲汲營營、匆忙趕路，我會好好享受每一個當下，仔細聆聽生命要傳達什麼訊息給我？我也知道自己是一個還帶著各種缺點、但會努力上進，使自己一天比一天更圓滿的普通人；我還有與生俱來的慾望和恐懼，我不會逃避它們，也不想馴服它們，但我會與它們和諧共處，並試圖從中獲取更大的力量，因為生命的慾望是一切力量的根源。

在《與神對話》書裡提到三條宇宙律法：一，思維是有創造力的；二，恐懼吸引相似的能量；三，愛是所有的一切，是終極的真實（reality）。我們不只要問「如果每個人都這麼做，世界是否會更好？」另外一個問題是：「如果為了愛來選，愛會怎麼選？」在所有的人際的關係裡，在重要關頭時，只有一個問題：現在愛會做什麼？沒有其他問題對你的靈魂有任何重要性。

我相信上帝或神性的存在，或者有一個更高的宇宙意識，也許是它們安排、布局了世界這個「大教室」；但是，我更相信人是有自由意志的，人可以決定自己的命運，要向下沉淪或往上提升？全憑自己作主、選擇，絕對不會像棋子般被操作，也不會是某一個神的「玩具」，聽任他給我讚賞或懲罰，讓我上天堂或下地獄。所以，就像道家修練者說的「我命由我不由天」，我們可以「逆奪天地之造化」，改變命運，創造更好的世界。

如果要對我所修習的死亡學分做一個總結，我會說，過去我認為「做最好的自己，讓自己每天比昨天進步」、「最大化影響力，讓世界因你不同」這兩句話，沒有不對，只是我把一件美好的自我期許，變成一個過於朝夕必爭的生活方式。如果要保留這兩句話的正向精神，停止讓人分秒必爭、把自己變成一台機器，我會這麼修改：「體驗人生，相信感覺，追隨你心，世界將更好。」但不必衡量影響力，因為個人太渺小了；更不要把優化你的影響力當成一生的追尋。其次是「體驗世界，提升自己，讓自己更有經驗和智慧。」但不必衡量每天的進步，小心潛在的競爭心態。

然後，我要再次強調，人生何必在乎自己留下什麼？更重要的是：

1. 我們是否憑著良心做每件事？如果每個人都這麼做，世界是否會更好？
2. 我們是否用無條件的愛來對待周圍的所有人？
3. 我們是否能夠真誠對自己，然後真誠對別人？
4. 我們是否真誠體驗人生、享受世界的真善美？是否度過有所提升成長的人生？
5. 那些和我們特別有緣分的人，特別打從心裡喜歡的人，我是否感恩他們？
6. 如果人生真要留下什麼，那就為世界留下心存善念的孩子，讓他們一代又一代地將世界的希望與愛傳遞下去。

第三部

最有價值的人生

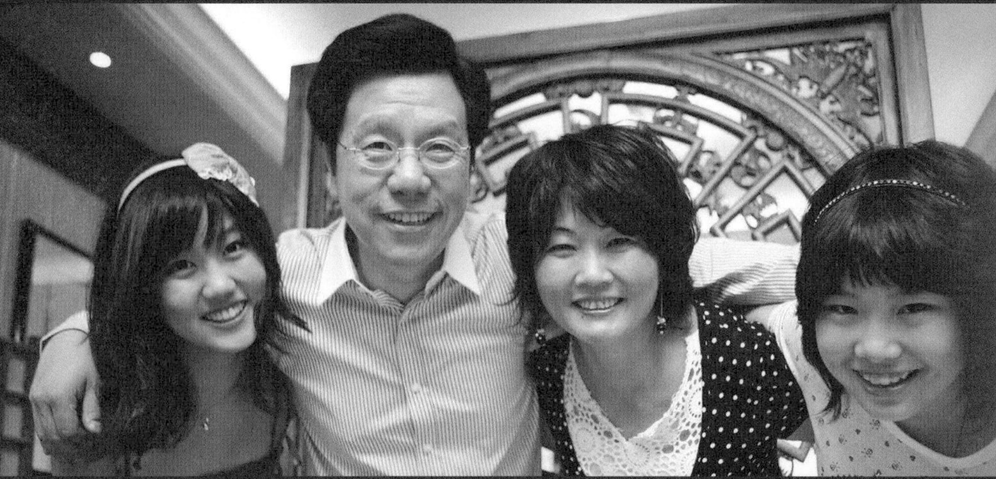

01 每天都是「最特殊的一天」

那天，午飯後小睡片刻醒來，突然想起老友，撥電話過去，他也剛好有空，大約一個小時後，我跟先鈴就按了他家的門鈴。

老友夫妻倆熱情招呼我們在小院子裡坐下。秋日午後，陽光不燥不火，溫度也剛剛好；幾棵桂花正開著，淡淡的香氣似有若無的飄散在微風裡。朋友把他的躺椅讓給我，我半躺著，瞇著眼，舒服到五臟六腑都鬆開了似的。朋友送茶來，我閉著眼說：「你什麼時候變得這麼會過日子啊？三兩棵桂花，加上這躺椅！」

「你又不是沒來過！那些桂花在我家種了快十年了吧！」朋友的妻子是個直腸子、亮嗓門，她端了一盤切好的蘋果出來，一句話讓我心頭一震。朋友坐在我旁邊，半怒半笑的說：「啥？居然現在才發現！這躺椅可是我的寶座，已不知讓你坐了多少次，我真是白浪費心意了呀！」

「是是是！我是木頭人。」我尷尬的笑著回話，繼續躺坐。我當真不知道他家種了桂花，也從沒察覺過坐在那躺椅上是什麼滋味……。

美好時光，稍縱即逝

午後的陽光斜曬進來，暖洋洋的。台北的秋天真是舒服！天空藍得讓人有點兒恍惚，空氣像是被洗過似的，到處透亮透亮的，再被桂花的香氣一薰，就到處都被染上了慵懶的、散淡的甜香。我住過那麼多城市，從來沒有覺得這麼閒適、這麼愜意的。大概是心境吧！過去真沒有停下來過，即使下了班或渡假中，我的腦子分秒都在想事情，人在心不在，只專注在自己追逐的事情上，對於周遭的種種通常渾然不覺。

另有一回，德亭邀我們去淡水看夕陽。那天的夕陽真的很美，漁人碼頭上遊人如織，街頭藝人嘹亮的歌聲隨著晚風吹送飄揚。有一對新人，騎著白馬，在夕陽中拍照。那夕陽把白馬都染成金黃色。一切一切都美好極了，我們手牽手走在一起，德亭像隻小麻雀似的，開心得嘰嘰喳喳說不停。但我跟先鈴每隔一會兒就忍不住拿出手機，查看是否有最新訊息進來。一次、兩次，德亭都沒說話；三、五次之後，她終於提出嚴正抗議：「天哪！我好不容易把你們帶到風景這麼美的地方，夕陽馬上就會消失了，你們不好好欣賞，卻在那裡滑手機！」

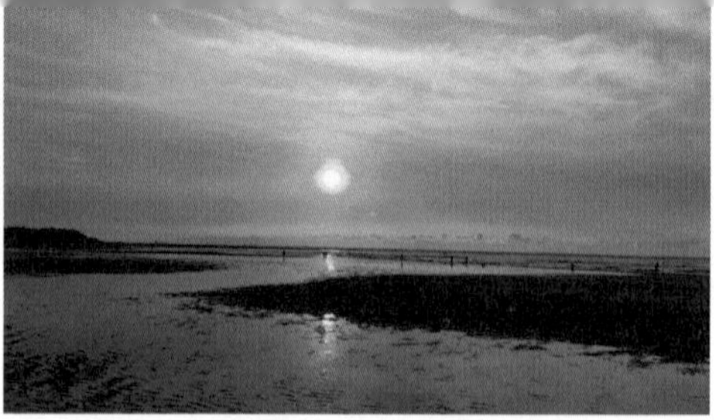

夕陽餘暉把一切都染成了金黃色，浪漫的氣氛令人駐足。

我跟先鈴趕緊討好的將手機收起來，不敢再拿出來了。但是德亭乘勝追擊，接著說：「我也會滑手機啊！可是我不會在這種地方、這種時候。美好的風景、美好的時刻稍縱即逝，過去就回不來了。」

我吃驚的望著她，這個愛玩、整天變著花樣探索新奇的女孩，什麼時候開始有了這麼嚴肅、深刻的體會？

人生無常，生命充滿變數，我們常這麼感嘆！時光稍縱即逝，當下的美好不把握，往往就永遠的錯過了。無人不知這個道理，可是，卻很少真正放在心上。

前些日子我注意到一個消息，成大醫院院長林炳文罹癌後，原本以為控制得很好，卻忽然間復發，匆促病逝，享年六十一。我因而在臉書上轉貼了一篇深獲我心的文章，標題是〈今天就是特殊的日子〉。林院長的猝逝讓作者感慨不已，因而分享了他知道的一個真實故事：

多年前我的一位同學，他太太剛去世不久。他告訴我說：「我在整理太太的遺物時，發現一條絲質圍巾，那是我們去紐約旅遊時，在一家名牌店買的。」

名牌圍巾上面還掛著高昂的價格標籤，他太太一直捨不得用，她想等一個特殊的日子才用。

講到這，他停住了，我也沒接話，好一會兒後，他繼續說：「再也不要把好東西留到特別的日子才用，你活著的每一天都是特別的日子。」……

我的新人生觀

這文章真是讓我心有戚戚焉！在大病折磨，和死亡擦身而過的震撼之後，我常常在想，怎樣的人生，才是沒有遺憾的人生？

我的體會是：一，擁有健康；二，創造「難忘時刻」；三，盡力做好自己，不必改變世界；四，活在當下。

「留得青山在，不怕沒柴燒。」健康無價雖然是一個快被嚼爛的觀念，可是它確然是真理。沒病沒痛的時候，無法體會「英雄最怕病來磨」、「病時方知身是苦」究竟是什麼境況。

病痛雖然很難承受，但或許，疾病也是一個人的深層意識召喚而來的。如果長期的緊張、壓力無法紓解，生命的原始本能就會想辦法強迫你休息；如果還不懂得調整，他就會全面罷工。

姑且不論這個說法有沒有科學依據，至少我自己，確實是因身體的激烈抗議，被迫有了一年以上的徹底休息，身心大解放，現在經常睡到自然醒，可以悠閒的用餐、散步。

只不過，一開始，我根本不知該如何放慢腳步過日子。長期習慣了衝刺、趕場，吃飯的時候還是狼吞虎嚥，出門散步，腦袋還忙著想事情，甚至洋洋得意——看我多麼懂得善用時間！

一次次的警醒練習，讓我漸漸學會跟自己的身體相處，順應身體的需要，而不是將其當成追尋夢想、滿足人生目標的工具。所以，就算是「一個星期只能工作三天，一天至少睡七個半小時，中午最好睡午覺」這種自我規定，也從初始的半強迫性質，過渡成為自然而然做到的習慣。

創造難忘時刻

其次，要有無憾的人生，就要記得隨時創造「難忘時刻」（unforgettable moments），不管是為了家人、朋友，還是為了自己。生病之後才深刻體會到，過去我只是利用工作之餘、心不在焉的陪在家人身邊。時間一過，這些平淡的相聚時刻，很快就被歲月的浪潮沖散，沒有留下任何能夠不斷被咀嚼、回憶的滋味。

這段日子，轉換心境的我，覺得人生愈來愈飽滿，一個個溫馨甜美的難忘時刻，靜靜豐富了我的生命。

譬如一個寒冷的下午，剛回國的德寧要幫我們織圍巾和帽子，於是邀全家去附近的毛線專賣店逛逛，挑選自己最喜歡的質料和顏色。我們一家四口，把那家小小的店面擠得水泄不通。她們三個女生像蝴蝶一般在琳琅滿目的毛線團前面摸一摸、看一看，再你一言我一語的互相討論，時不時遞到我面前，問問我的意思。我陪在一旁，看著她們，心裡卻有一股說不出的溫暖和滿足。

還有一回，我約德亭一起出門散步。春天，滿城的行道樹爭先恐後的開了各式各樣燦爛的花朵。最讓人吃驚的是樟樹，從前我完全沒注意到有這麼美的樹；德亭長期在國外，也不認識它，但她注意到路上那一大叢一大叢像雲朵一樣新鮮、漂亮的嫩綠，走近一看，發現滿樹開著淡綠色的小碎花，風起處，淡淡的甜香瀰漫在空氣中。德亭輕輕的說：「這個感覺好幸福喔！」

有一天，我和先鈴兩人帶著一個小箱子，到附近的一個小咖啡館坐。那家咖啡館很有情調，門口有個南瓜馬車。我們就坐在馬車裡，喝著咖啡。我跟她說：「咖啡真的好好喝啊！」她笑著說：「你以前都是當清醒劑喝的，哪有時間品嘗味道啊？」我們從小箱子裡拿出了我們的回憶，有兩個寶貝小時候最頑皮的照片，有我寫給我父母的信，希望他們同意我們「早婚」。黃黃的紙，上面還提到牛郎織女，讓我們又回到了三十多年前。我還拿出來了一封假信，是當時我一個字一個字拼成的。因為當年她寫的信不夠浪漫，我把她幾十封信影印一份，然後把影印的字一個個剪下，再拼成

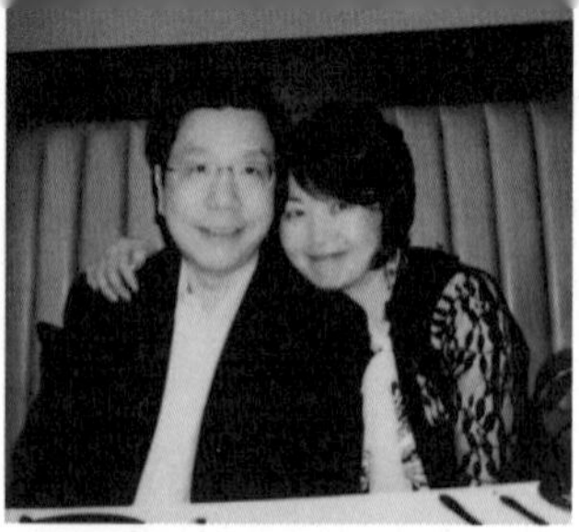

難忘時刻不見得是要做很特別的事，去特別的地方，重點是和心愛的人留下溫馨甜美的難忘時刻。

一封我比較滿意的「情書」。每次看到這封搞笑肉麻的情書，她都會打我一下。這個下午，就在這樣溫馨美好的回憶中過去了。

我們只是一起靜靜的享受了那美好的片刻，它就鏤刻在彼此的生命裡，散發出一道溫暖的光彩。所以，所謂「創造難忘時刻」，不一定是特別美麗的畫面，未必是燭光晚餐、鮮花鑽戒，只要停下匆忙的腳步，駐足在生活中的一個短暫片刻，哪怕只有一分鐘、一個吉光片羽的剎那，只要那些和你在一起的人會牢記終生，而且每次想到，笑容不經意的就會浮上面孔，這包括了寫信（請不要低估信函的重要，我寫給兩個女兒的信可能成為她們五十年後不但還記得，而且會留在身邊的珍貴物件）。人生很短暫，我希望用最美好的方式與親人朋友相處，讓那時光成為一種愛的分享，一種心靈與心靈的對話，這樣才不會留下任何的遺憾。

盡力做好自己，不必改變世界

過去我一直認為，一個人最大的成就，就是「改變世界」。只是，當我不再關注如何「改變世界」，我發現自己就減少了很多批評、挑毛病的心態，而把全部注意力都放在關注自己的身心健康、乃至言行舉止。然後，也因為無時不刻都在感覺自己、觀察自己，每一天的每一個時刻都了了分明、無暇他顧。本來我最重視個人形象，現在，我只管做好自己，做事問心無愧、對人真誠平等，不求改變別人，只求改變自己、讓自己每天都比前一天有所成長，於是，「形象」這個空殼子就完全沒有了意義，外界的批評毀譽，也漸漸都不在意了。

有一天，朋友轉寄一封題為〈你若盛開，蝴蝶自來〉的文章，作者無從考證是哪位了，但這篇短文寫得很有意思：

我們生命中的一切所願，其實不應該用「追求」，而應該用「吸引」。佛說：「有求皆苦，無求乃樂」。

曾經，有一個人為了得到美麗的蝴蝶，便買來一雙跑鞋、一只網子，穿上運動服，追逐奔跑了很久，終於在氣喘吁吁、滿頭大汗中抓到幾隻。可是蝴蝶在網子裡恐懼掙扎，絲毫沒有美麗可言。一有機會，蝴蝶就會飛走。這就叫「追求」。

另外有個人也很喜歡蝴蝶，於是他買來幾盆鮮花放在窗台，然後靜靜的坐在沙發上品茗，欣賞蝴蝶翩翩而來。這就叫「吸引」。

「追求」，是從自我的角度考慮，忽視了事物內在的微妙規律，所以常常事與願違。「吸引」則是從完善自我、奉獻自我出發，順應了天理，投其所好，因而皆大歡喜。

「你若盛開，蝴蝶自來；你若精采，天自安排。」這篇短文的結論是這麼說的，我完全贊同！

從前我活得太用力，孜孜不倦、不敢絲毫鬆懈，拚命追求最大的掌聲。然而，這場病讓我明白，生命最重要的成就，其實是把自己內在獨特的本質開發出來。我們應該花更多的時間，來挖掘自己內心真正想要成為的人、做的事情。否則，努力爭取出人頭地，唯恐落後，追逐名利的慾望就會像頭野獸，霸占了我們的靈魂，很容易讓我們像機器似的超速運轉，有名又要更有名，有錢又要更有錢，看不到自己的初心，忘了我們從孩童時候最想做的事情是什麼？

其實，真正要自我實現，最「省力」的方法，就是不要被外界的價值觀牽引，競逐別人的肯定，而是打開自己，每一天、每一個時刻，都讓自己像吸引蝴蝶的花一樣盡情綻放。

正如那天下午，我在陽光、花香裡舒服的打了個盹，回家路上，沒來由的福至心靈，一個奇妙的點子進入腦海，擱了好幾天無法突破的一個企劃案，居然就被我想通了！敞開心，向內看，一切反求諸己，反而是阻力最小之路。

活在當下

在和德亭討論未來方向的時候，我問她：「妳這麼愛攝影，能不能說說，攝影給妳最大的快樂是什麼？」

「我跟同學出去，我發現很少有人會注意到美的存在。很多人看見我拍的照片，也會驚訝的說：『好美啊！』……只要我指出來了，大家也可以感覺它的美。可見大家都喜歡美的事物，只是看不見而已。」她一邊說、一邊想，雖然說得極慢，可是整個想法很完整、很清楚。

「妳覺得這是妳的特殊才能嗎？發現別人無法發現的美。」

她遲疑一下，笑著點點頭：「也許他們都有這個能力，只是沒有注意，他們太忙了，有很多讓他們分心的東西。」

我望著她那有點「嬰兒肥」的臉龐，染成五顏六色的頭髮，還有在左手拇指和虎口之間刺著「Stay gold」字樣的手，這個「小人兒」的靈魂裡，竟有著我現在才真切懂得的生命領悟：專注當下，發覺眼前的美好。忍住滿腔的激動，我故作平靜，向她微笑點頭：「很好！」

每一個時刻都是珍貴而獨特的，千萬不要讓自己成為行事曆的奴隸，以為「忙起來就是好」，每天好多會議，沒有一個閒下來的時間，好充實！其實，我們應該有機會更隨興的做自己真的喜

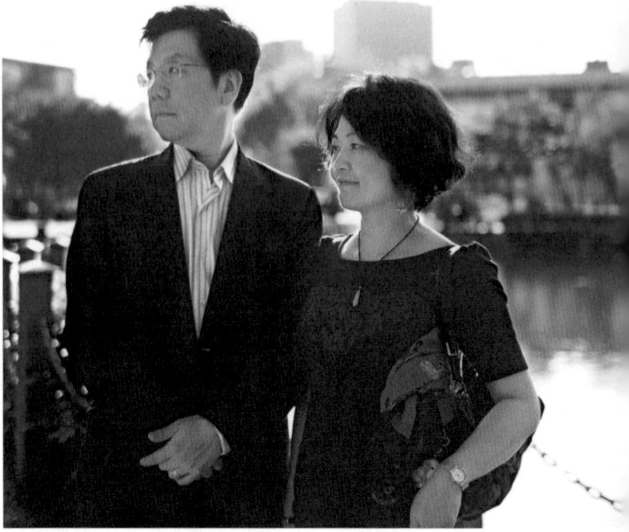

每一個時刻都是珍貴而獨特，享受那些人生中的小事吧。（李德亭攝）

歡、能投入的事情，才是好好善用了生命。

而不管是關注健康，或者是創造難忘時刻、盡力做好自己的想法，最根本的也都在於「活在當下」。我們都太容易分心，忽略當下的存在，因而錯過了真正的幸福與美好。

我喜歡的一位小說家馮內果（Kurt Vonnegut）曾說：「享受那些人生中的小事吧。因為有一天，當你回頭望，會發現它們一點也不小。」提醒自己專注當下，在生活細節中看見幸福的本質，每一個用心體會的時刻，就會串起如珍珠般閃亮的生命。

這段日子的沉浸思索，為了提醒自己，也想分享給大家，我在臉書上寫著：「不要凡事『不急』、『將來』、『找機會』、『還有機會』、『等特殊的日子』。活在當下，讓今天就成為那『特殊的日子』。把每一天當成生命『最特殊的一天』！」人生無論長短，只要這樣去活，一定都會圓滿豐盛。

02 放開手，你就擁有全世界

二〇一五年春節後，我的療程已大致結束，只剩最後幾回合三個月一次的標靶治療，以及定期回診。醫師同意我適度重返工作，於是我先回到北京，之後飛往香港、新加坡，然後到歐洲拜訪投資人，順道旅遊。前後總共花了十六天。巧的是，三年前我也曾在歐洲待了十幾天，同樣也是拜訪投資人，但兩次的心情、景況卻天差地別。

三年前，我用十六天的時間飛了十一個城市。出發前，我要求同事精確計算，如何在十六天之內抵達最多的城市、見最多的投資人？如果在轉換城市時，搭上最早一班飛機，是不是可以把行程排滿？

因此，那趟行程我每天四點起床，匆匆梳洗打包，半小時出門趕飛機，然後展開緊鑼密鼓的行程。我平均每天拜訪兩位投資人，最多甚至高達五位。每到一個城市，我就馬不停蹄的一站趕過一站。那時候，公司才剛剛開始運營，我們募集到的資金還不夠充裕；每當我面帶微笑、語帶幽默的跟金主、老闆吃飯喝咖啡時，我的心、我的背脊，其實都是繃緊的。我像是過關斬將的關公，騎著赤兔馬、提著青龍偃月刀，聚集了所有的精神、意志，急切的想在最短的時間內奮力一擊，為公司建功立業。

打醒我的超級警訊

諷刺的是，那趟行程，我只有在蘇黎世能夠勻出三個小時空閒，讓我可以「放鬆」遊湖（當然遊湖時還要拍照發微博），到處走走看看，沒想到，出乎意料的厄運跟著降臨。離開蘇黎世之後，我一抵達日內瓦車站，竟走錯了門，正在那裡東張西望、按圖找路的當兒，莫名其妙的一潑水當頭淋了下來！一個路人立即熱心的過來幫我擦水、抹衣服，還試圖脫下我的大衣。我一沒留神，才一轉身，另一個人竄上來就把我的公事包搶走了。當我拔腿想追時，又出現一個路人佯裝幫忙，實則橫出來擋住了我，沒過幾秒鐘，他也飛奔而去了……。

三位北非大盜除了搶走現金、電腦、iPad，還得到一份創新工場的商業計畫！回飯店後，我在微博談及此事，儘管心中氣惱，卻不改幽默本色，說道：「但願三位大盜從此改邪歸正，速回北非，打造北非創新工場，既可幫助埃及突尼斯革命後經濟成長，又可歸還瑞士曾有的從容安詳。

再建議三位打造創新工場一樣的四十人孵化團隊，並起名『四十大盜』，以後東有阿里巴巴，西有四十大盜。」最後，我還加了一小段話，算是回應粉絲的關切詢問：「謝謝大家關照，我一切都好，剛重辦完證件。還是北京安全。不過被洗劫的一個好處是：我終於可以換蘋果了。」

儘管在微博上談笑以對，其實真正的境況是，當時我萬分沮喪，更糟的是，飛到最後一個城市阿布達比，見過投資人之後不久，從倫敦開始就隱隱發作的頭痛，就排山倒海般淹了過來，像是有人拿著棒槌，每隔幾秒鐘就重重敲我一下！實在痛到受不了了，只好去看醫師，卻不幸遇到一個蒙古大夫，當做普通頭疼，只開了止痛藥處理，結果不但沒醫好，額頭還冒出了紅色的膿包。好不容易撐著回到了北京，才知道那是壓力大的時候特別容易冒出來的帶狀皰疹。

三年前的這趟旅程，我的身體其實已經明擺著告訴我——不能再這麼玩了！你要效率是吧？好，你得拿什麼來換！所以，我糊里糊塗的被搶！然後，我的免疫力下降、得了帶狀皰疹！

我當時真沒聽懂身體遞來的消息，繼續拚命、精細算計著效率；騎在馬上，雄姿英發、顧盼自得。最後，被我逼得走投無路的

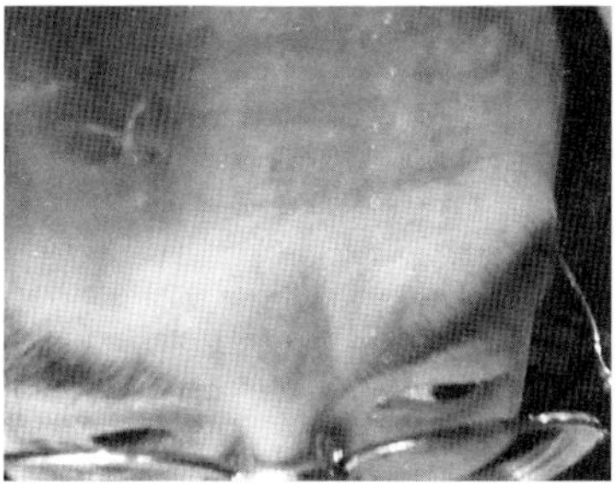

儘管額頭上出了帶狀皰疹，我仍無視身體的警訊，繼續拚命。

身體，遞來一個超級震撼、讓我無法忽視的消息：濾泡性淋巴癌第四期！

這下，我終於知道身體發出的巨大抗議，再不理他，就要棄我而去！

迥然不同的旅行體驗

三年後的歐洲之旅，同樣是身負使命去見投資人，但心態已然轉變的我，要求同事讓我每個城市停留三、四天，一天頂多安排兩個會議，其餘的時間，我要從容的享受觀光、大啖美食，還要血拼購物，為我心愛的家人買各樣新奇的禮物，把帶來的幾個大皮箱裝滿滿……。

有一天，我在倫敦市區閒逛，正要搭地鐵轉到下一站時，兩個年輕華人跟我擦肩而過。不到兩秒鐘，他們一臉驚訝的轉頭再看我一眼，我知道，我被他們認出來了。這是常有的事，我也習慣了，但有趣的是，他們跟我上了同一班地鐵，然後其中一個怯生生移到我旁邊坐下，先自我介紹，再說明來意。原來我那幾天在倫敦活動的消息，早已經透過微博，傳到倫敦的中國留學生耳裡。他們正想請我跟大家見面，舉行一場演講。

我略想一想，就說：「好吧！可是，講什麼呢？你們想聽什麼？」

「我們都是留學生嘛！就給我們講講留學的事吧。」

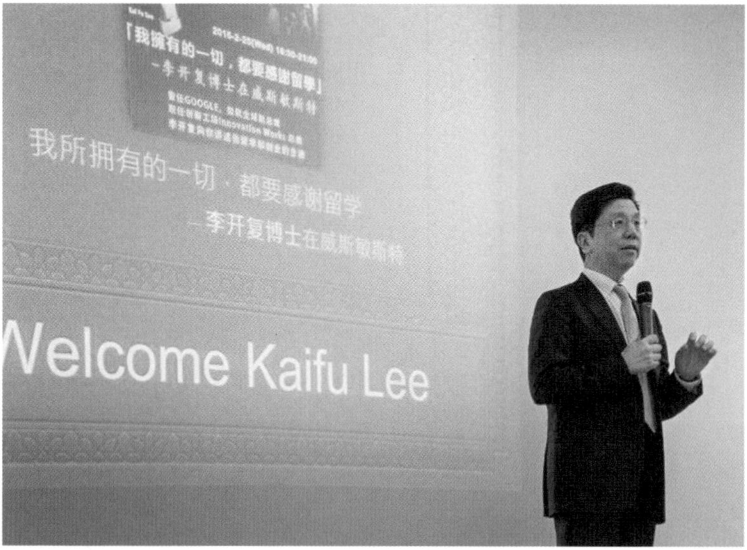
「我擁有的一切，都要感謝留學」
我所拥有的一切，都要感谢留学
—李开复博士在威斯敏斯特
Welcome Kaifu Lee

想不到這次隨興的演講，最後居然竟成了一場賓主盡歡、溫馨難忘的回憶。

過去我在中國的每一場演講，都是公司經過審慎評估、聯繫、安排的。除了要考慮安全，還要計算成本，看看場地多大、人數多少？每一頁簡報絕對是精心設計，仔細打磨。這麼信馬由韁、在旅途中聯繫上的一場隨興演講，絕對是第一次。

不過，此刻的我心情很輕鬆，利用吃大餐的時候隨手在購物袋上寫下演講大綱，期待著現場會擦出什麼樣的火花。令我意外的是這麼隨興的演講，最後居然達到比精心練習更能直達聽眾的心！

演講中，我先勸在場的青年學子，留學不只是讀書，一定要融入外國社會！我在讀大學的時候，和一幫朋友混得極熟：

你在我背後貼紙條，我就在你桌上黏硬幣，有人半夜上廁所上一半發現馬桶被透明膠封住了，……當你已經不覺得是「外國學生」，和外國朋友開起玩笑來沒下限的時候，你就會學會外國人的思維方式，也就增加了世界觀。

然後我們談到時間管理，我問大家「女生沒事就看韓劇，男生沒事就打 Dota，在場有多少人是這樣？」問題一出，全場鴉雀無聲，無一人舉手。我立即換個問法：「你們周圍的朋友有多少女生沒事就看韓劇，男生沒事就打 Dota？」這下大家全都舉起了手。

問答時，在場的攝影系同學要求我分享給學攝影女兒的建議，我說：「關鍵就一句，你讀完書我就不養你了！」逗得大家哄堂大笑。

話雖如此，我還是托出了如意算盤，大女兒當服裝設計師總要找攝影師拍照吧，所以我時不時給她洗腦，當了設計師，一定要帶妹妹一起玩啊！就這樣，內容雖未準備卻更精采、「笑果」渾然天成，我跟現場三百多位年輕朋友共度了一個愉快的夜晚，第二天的《華聞週刊》甚至刊出了一則搞笑、逗趣，又十分有料的場邊紀錄。

奇妙的偶遇

除了演講，最有意思的是我跟丹丹和大黃的「奇遇」。

才剛到倫敦，我趕緊又上網又打電話的，到當地著名的米其林三星餐館 Gordon Ramsay 訂位。很失望，他們告訴我已經客滿了，下次請早。「好吧，下次！」我心裡想：「還不知道是哪年哪月呢！」

人在身體放鬆、心也放鬆的時候，走到哪兒都隨緣自在、無入而不自得，似乎反而打開了一條祕密通道，跟大宇宙的頻率產生了連結。《牧羊少年奇幻之旅》作者的名言，「當你真心渴望追求某種事物，整個宇宙都會聯合起來幫你完成。」這我一直深信不疑，但從沒有親身體驗過，沒想到，這次整個宇宙都聯合起來幫我完成心願！

那一天，我的微博下面有粉絲「丹丹」留言：「開復老師好！敲鑼打鼓歡迎開復老師來倫敦！求偶遇啊！開復老師在倫敦需要嚮導／助理／保母／翻譯／拎包的／開門的……等等不？本粉絲主動請纓！求偶遇！」

隔了一個小時，私訊又進來了：「開復老師，跟您匯報，下週一晚上可以訂到 Gordon Ramsay 的位子，你有時間嗎？我和我老公大黃請你吃飯。」

我一看到訊息就跳起來，太神了吧！趕緊回訊。就這樣，我如願享受美食，還結識了一對可愛夫妻，我們每隔幾天就在微信上胡說八道一番。從美食、泡湯、電影、保健、養生、睡眠、室內裝潢、減肥、書評、運動、遊戲無所不談。最好笑的是每次聊聊，大黃就睡著打鼾，然後我和丹丹就消遣他。

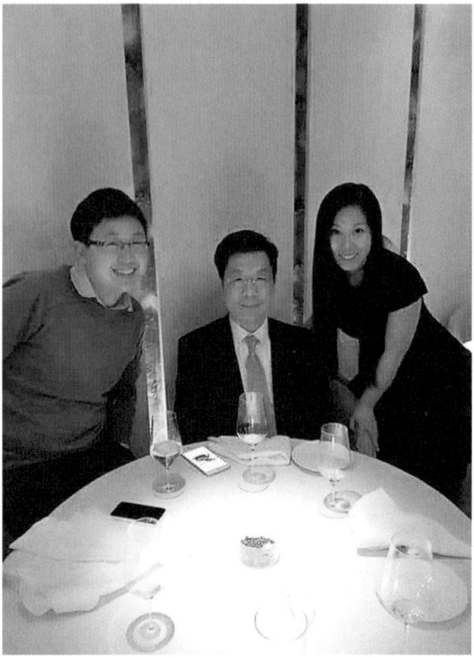

英國偶遇兩位吃貨，多虧地頭蛇相助，一了我的美食心願。

我的奇遇不只這些，還有許多在慢慢發酵、醞釀的緣分。我知道，當我的身心更放鬆，心裡沒有預設、期待的時候，我反而得到更多。李安的成名之作《臥虎藏龍》不是說了：「把手握緊，手裡面什麼都沒有；把手鬆開，你就擁有了一切！」

03 做最真實的自己

如果不是這場病，我肯定無法從過去的生活、工作和許多思考模式當中「急流勇退」，重新思考五十歲以後，我的人生應該怎麼安排？歷數我的過去，我有幸在賈伯斯、比爾蓋茲等引領世界風潮的人身邊學習成長；也有幸在PC時代歷經蘋果、微軟等全球首屈一指的大公司淬煉，在網路時代歷經Goog這些科技公司的薰陶，以及在美國矽谷和中國的中關村崛起時，參與過最有創意的工作。這些多數人一生所夢想、追求的職場經歷，我都具備了；我也擁有相對豐厚的收入和名望；並且在能力所及之處，盡量幫助年輕人，成為許多青年心目中的「開復老師」，可是，難道這些就是我渴望的「成功」嗎？

我在病中經歷前所未有的身心煎熬，除了化療副作用帶來的痛苦，更多的痛苦是來自「看山不是山」，對自己過去的許多信念、價值觀，產生了動搖，開始深刻思考自己到底為什麼而活？

樂做凡人

療程結束，一切狀況慢慢恢復穩定。脫掉過去的光環，赤裸裸只剩下一個自己，沒有面子、形象問題，反而享受到失去已久的輕鬆、自由，讓我和真實的自己更為靠近。

二〇一四年底，長女德寧自美返國，德亭也放假了，我們一家四口，有很多相處的時間。

我們週末去了朱銘美術館，在那裡，我們比賽誰能夠學雕塑學得最像。讓我們想到很多年以前，我們全家去拉斯維加斯的蠟像館，模仿蠟像的日子。回家路上，我們到一家擁擠的夜市飲食店吃晚餐，她們拿著手機，裝模作樣的玩自拍，我也湊在她們旁邊擠眉弄眼的搶鏡頭。德寧突然一臉嚴肅的悄聲提醒我：「爸爸，你不怕你做這些怪樣子被人認出來嗎？」我看看四周，人聲鼎沸，根本沒人注意我。我說：「不會有人認得我啦！認出來也沒關係！」

德寧的顧慮，我是明白的。

從一九九八年夏天回到中國創建微軟中國研究院，我開始頻繁的跟中國學生接觸，希望盡我所能的幫助年輕人找到正確的方向；接下來，從二〇〇九年九月負責 Google 中國的各項業務後，為了招聘最優秀的人才，我密集的飛往全國各大城市，跟大學生面對面交流，每一場演講都讓可容納數千、甚至上萬人的大禮堂或運動場爆滿。後來，我開始在微博固定發布文章，粉絲數迅速暴增

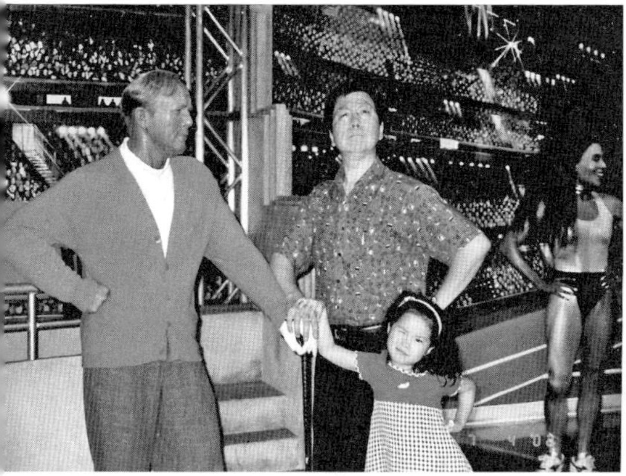
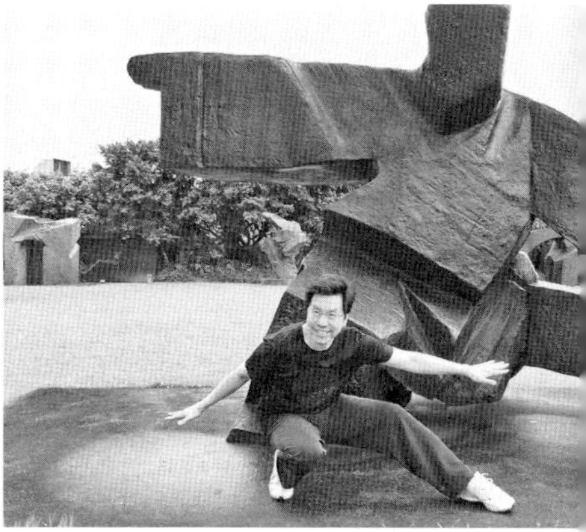

我和女兒平時就愛拍搞笑照片，在蠟像館模仿蠟像、在美術館模仿朱銘大師的代表作品「太極」。

達五千多萬……。因此，不論在北京、或在中國的其他城市，我常常被眼尖的人認出來，然後要求合照、簽名；偶一為之尚可接受，太過頻繁時就覺得備受干擾。後來家人都不願意跟我出門，因為走到哪裡都不自在。

回台灣後，偶爾出現在公共場合，卻幾乎沒有這種困擾。我在台灣很少上媒體，知名度較低。而且，台灣人比較靦腆內向，即使有人認出我，也只是遠遠看著，不會上前要求什麼。剛開始確實有幾分落寞，甚至有種「繁華落盡」的感慨，不過，鬼門關前走過一遭之後，這樣的心情就愈來愈淡漠了。因此，那天晚上，我就穿著休閒運動服，毫無負擔的混在一群年輕人當中，在摩肩擦踵的夜市小巷裡吃路邊攤、逛了一家又一家的特色小店。

在台北，有很多舒服的小咖啡館，一點也不在意是否被認出來的我，可以隨興帶幾本書，找間咖啡館，恣意花上一整片時間，深度的閱讀。這一年多來，我不但讀遍了醫學健康類的許多好書，也讀了不少哲學靈性相關的書籍，以及和創新創業有關的新書。我意外發現台北還有幾家舊書店存在，有一陣子，每週都去逛，生怕我參與的數位革命會太快消滅了這些舊書店。我彷彿又回到求學時代，大量的從書中汲取養分，醒腦醒心，享受閱讀的樂趣。

這段期間更多次與一些新朋友、老朋友自在的旅行，就看早晨醒來想去哪兒，就去哪兒，那是我多年來不曾有的體驗。以前因為忙碌，每一趟旅行都要精心安排行程，計較每一分鐘怎麼度過，結果適得其反，一點兒也沒有渡假的輕鬆；又因為擔心被大眾認出來，更多時候，假期只能躲在家裡，或是到朋友家坐坐，孤絕於人群之外，未曾片刻自由。

樂做凡人的領悟當中，最有力量的影響，更來自兩個女兒還有先鈴。她們在我身邊，很知道我過去有多麼的「卓爾不凡」，可是絲毫不受影響。比如大女兒德寧一直不希望大學同學知道她是我的女兒，小時候，她上中文課，老師發給他們閱讀的文章正是「李開復寫給女兒的一封信」。老師問：「你們知道李開復嗎？」然後正巧點名到我女兒，她站起來說：「知道，他在蘋果、微軟、Google 工作過。」老師批評：「不對，他沒有在蘋果工作過。」我女兒想了想，咬咬牙，點頭坐下。

學服裝設計的德寧，深知我有很多人脈可以替她鋪路，但她對躋身世界頂尖設計師這件事完全不感興趣！德亭喜歡攝影，享受跟人分享無所不在的「美」，明知道專業攝影師很辛苦、賺不到什麼錢，但她還是勇往直前。先鈴更是如此，不愛名牌、不愛交際應酬，一向低調的她，有很多朋友甚至搞不清楚她的另一半是做什麼的。她們告訴我的僅是，要做最真實的自己！

在我病中，女兒曾認真的跟我說：「爸爸，我覺得人生最大的遺憾，不是你做錯了什麼，而是你沒有做自己曾想要去做的事。」這在我聽來真是深得我心！我覺得每一個人其實都有他的夢想，在我們做孩子的時候，很明白什麼事情是讓自己最振奮的，那時在心中出現的夢想應該是最真誠、

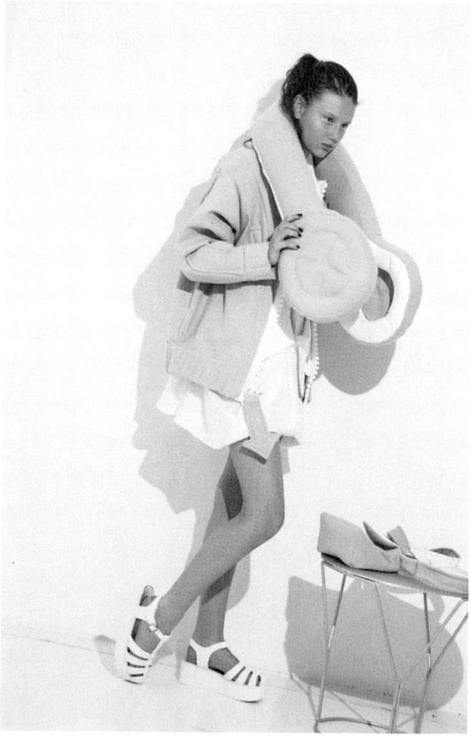
德寧的設計作品。（金瀟陽攝）

最清晰的。可惜在成長的過程中，老師、父母或社會往往把很多世俗的價值觀灌輸到孩子心裡，有些父母會要求孩子應該做什麼、不應該做什麼；這是好的工作、那個不好……，其實很大程度，這可能會讓孩子把自己的夢想包裹、蒙蔽了起來。他們因此去做父母未能成為的人，或者追逐媒體上看到的偶像人物：這個企業家、那個大歌星。

其實我覺得每個人心中都有一個獨特的自己，這個自己很清楚你要什麼，也許想要做的是體驗人生，讓大家看到人生的美好；也許想做的是讓家人更快樂；也許想做的是具創業價值的公司……。聽到心底真實的聲音很要緊，因為每個人的需求是不一樣的。

回顧自己的人生，我為年輕人稍感擔憂的是，現今社會的價值觀太單一，更讓他們容易炫惑於媒體吹捧的功成名就或是金錢物質的表象，再加上脆弱的心理渴望掌聲，讓自己沒有看清楚這一生想走什麼路。我很想提醒大家，這一生是為自己活的，要去實踐自己心中獨特的夢想，如果一個人還沒有意識到那是什麼，他就應該花一生的時間去追尋這件事，然後在找到了之後，義無反顧的往這個方向走去。

創造自己的價值

我在跟大學生的對話中曾經提到：「一個辛勤的農民終其一生留下一塊良田，他過得平淡無奇，卻實實在在。一個好老師，愛學生如己出，他不一定出名，卻可能成為很好的典範。這個世界的進步，包含了多少默默無聞的升斗小民不問回報的付出？……只要一個人的一生對這個世界有點貢獻，無論是老師幫助學生，醫生、護理師幫助病人，或清潔工維護環境優美，都是貢獻；只要曾經幫助過人，無論是拯救一個人的生命，還是為人帶來歡笑，都是一種幫助。」

病過一場，這些文字發出的信念，就堅決的要求我一條一條如實履行。被推到生命終點的面前，我一次又一次的質問自己：脫掉所有外在名聲、世俗成就的光環，我是否成為自己想要做的人，能夠得到自己的肯定？

在日本世界級導演黑澤明的電影《生之欲》裡面，一個叫做渡邊的小公務員，每天過著蓋章、簽公文的無聊生活。直到他發現自己得到胃癌，只剩下半年的生命，才開始尋思「我到底為什麼活著？」後來，他在一堆公文裡發現一個由社區婦女聯手提出的陳情案，因為無效能的政府部門互踢皮球，這個要求將一條臭水溝整建成公園的陳情，一直懸宕未決。渡邊決心用餘生來推動這件事情，最後他終於完成了，他快樂的獨自在雪夜的公園裡唱歌，無懼即將到來的死亡。最讓人深思的是，儘管大家都被他的精神感動了，但敷衍塞責的官僚氣息依舊沒有改變。也就是說，他並沒有真正改變世界，頑固的世界繼續以它自有的規律運行。

我常提醒自己：「用胸懷接受不能改變的事情，用勇氣來改變可以改變的事情。」以渡邊的故事為例，死亡給了他勇氣，激勵他在他的職位上「改變可以改變的事情」。而官僚體制、社會風氣不是他可以改變的，人們的感動像泡沫一樣虛幻不真實，但即使大環境如此，我們還是可以在有限的範圍裡「創造自己的價值」，因為不論多麼微小的貢獻，都可以慢慢累積成為不可忽視的力量，或者，成為一種無形的價值。

所以，評價一個人是否「成功」，不是看他的名望、地位，而是看他如何將自己的稟賦發揮得淋漓盡致？我有時候覺得，人生就像一場賽局，當我們來到這個世界之前，我們自己挑選籌碼、也挑選遊戲。人生最後的評價，就是看你能不能為自己玩出最精采的遊戲？

帶著這樣的信念，我想，不論何時何地，不論處境如何，我都會激勵自己不斷的「創造自己的價值」。於是，在我一帆風順的時候，我會盡心盡力，追隨我內心的聲音，幫助年輕人圓夢；當我因為生病不得不暫停工作時，我也會聽從身體的呼喚，放慢腳步、鬆開雙手，自在且自覺的，看生命將會把我帶往何處？

04 樂助有緣人

大病初癒，本以為人生即將走到盡頭，沒想到峰迴路轉、柳暗花明，我又多了不少年可以活。從鬼門關繞一圈重新回到人間的心眼已非舊時心眼，我看人看事物的角度也跟過去不同了。

就像我最近心裡時常出現的一段畫面——我在工作人員簇擁之下推開擁擠的人群，鑽進車裡，然後車門重重關上、落鎖，把我跟人群徹底隔絕開。車子緩緩駛離，一個年輕學生從人群中突圍，沒命的追上來，手裡拿著一包東西，拍著車窗，對我用力招手……。我聽不見他的聲音，也看不清他的面容和表情，但他的熱切，卻清晰的烙印在我腦海裡。

當時，司機問我要不要停下來？我斬鐵截釘的說：「不必！」

那只是萬千中國學生當中的一個，過去，他的影像淡漠得似乎未曾存在過，但最近，我的心裡卻對他有很深、很深的愧歉！我想到他可能費盡心思去找一樣適合我、而他拮据的生活費用又付得起的禮物，只因為我的書、我的某一句話打動了他；他把我當成導師、偶像，甚至是生命中的陽光。但我背棄了他。

或許這對他未必不好。對一個年輕人來說，過度沉迷在偶像崇拜中，總有一天會破滅。我的絕塵而去，說不定讓他提早打破迷夢；與其追逐偶像，不如轉身向內，好好施展自己獨特的才能。只是，我問心有愧！

那個時候我滿心裡只想著自己，一心一意算計著要用最短的時間做最多的事；緊盯著目標前進，把計畫之外的隨緣偶遇關在門外。如今，我為當時的輕忽、怠慢深感歉疚，如果當時我可以在心裡送出一個感謝與祝福，即使我同樣沒停下車來，但因為我的心念不同，意義就截然不同。

不是有句話是這麼說的嗎？「所有的相遇，都是久別重逢！」我居然遲鈍到錯過了跟他道謝的機會。

樂助有緣人

病後重生，彷彿老天爺真聽到我的呼喊，賜給了我重新開始的機會。科技的進步、網路的發達，讓我與年輕朋友的溝通變得更加直接、便捷。面對一個又一個或單純、或尖銳的提問，只要情況允許，我盡量擠出時間，耐心仔細的提出我的觀點和建議。儘管我不可能為所有問題提供一個完美，且一勞永逸的終極解決方案，但我相信只要能夠分擔他們的困惑與焦慮，我的付出就是有意義的。

最近我到CMU演講，會後收到了一封大一新生的來信。這個年輕女孩勇往直前的衝勁深深的感動了我。她在信上說，十三歲時被我的書激發，決定追隨自己內心的渴望到美國讀書。跨出父母為她準備好的舒適圈，拚了命的考上美國的高中，提早面對世界的嚴酷挑戰。種族歧視、校園霸凌都沒能打退她，一路自我鞭策，跳級拿到了NYU和CMU的入學許可。她的信上說：

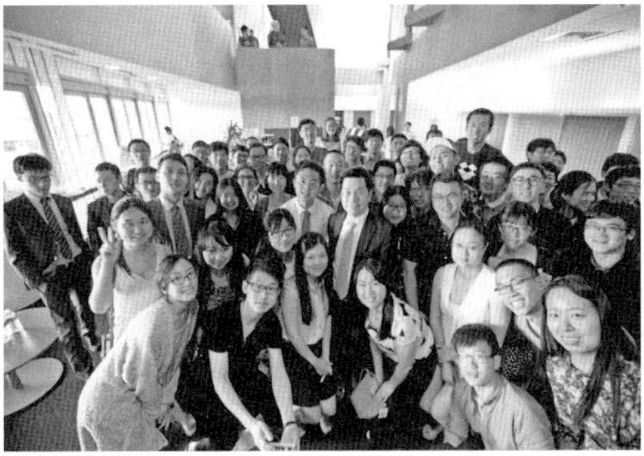
回到母校與學弟妹做小型座談會，提醒他們不要因為年輕，只顧事業忘了家庭。（周恂達提供）

做夢也沒有想到，能夠見到您，能夠跟您面對面交流，能夠給您寫郵件。六年來，您一直就是我的指路人，是我的楷模，您的理念是我價值觀建立的基礎。萬千感激無法用語言來表達，您的書改變了我的一生，帶給了我千千萬萬的可能。

昨天您在回答一個學生的問題時提到了生活家庭和事業的平衡，提到了如果一生都是非常功利的去追求成功，到頭來會錯過很多。這些話很讓我反思，自己對父母親的忽視，和我的人生該如何平衡。我會堅守自己的夢想，希望有一天能夠成為一個優秀的企業家，從而能夠有能力去做一個慈善家教育家。

真的很感激選擇了這條路，跳出了舒適圈，因為這是一切夢開始的地方，因為它讓我看到了更大更廣的世界。真的很感謝您 Dr. Lee！

後來正巧她想回中國做暑期實習，既然如此有緣，我就幫她找了個實習機會。

純粹的付出帶來純粹的快樂

生病之後，我愈來愈覺得生命之中有很多東西無法全然用科學解釋，尤其是人與人之間的緣分。所以，我提醒自己要珍惜跟每一個人、每一次的相遇。因此，對於素不相識，但有緣相見的陌生人，也益發懷著珍惜、感謝之心。不管是我的臉書粉絲團、新浪微博，只要情況允許，我會親自回信，甚至相約見面細談。如果緣分正好，我們可以探索一下有什麼可以共同努力的事。

回台灣的這段期間，在健康和時間允許之下，我低調的參與了很多公部門和民間小團體的聚會邀約，算算可能見過了一百多個朋友。正好當時國發會在推創業拔萃計劃，希望幫助台灣的創新創業走向國際，同時將國際上的觀念帶到台灣。見到管中閔主委這麼認真想要一新氣象、積極作為的官員，在他感召之下，我當然是義不容辭的響應。

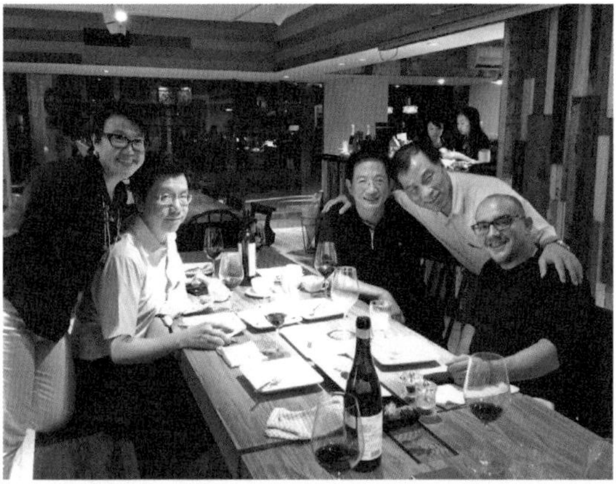

病後更加開放心胸，到處認識新朋友。

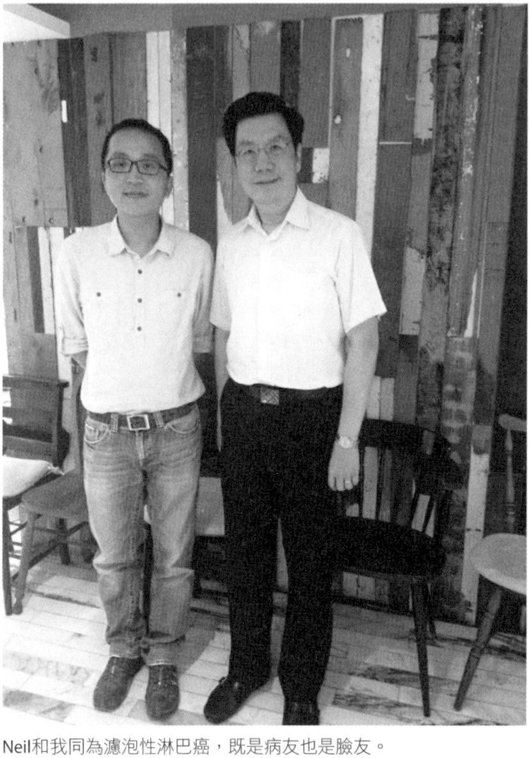

Neil和我同為濾泡性淋巴癌，既是病友也是臉友。

而李濤和王文華這兩個老朋友也幫我結了很多善緣，幫我用自己的方式貢獻台灣創新創業的活動。李濤先生原來是台灣最有名的媒體人，這幾年我們接觸的比較多，卻是因為透過他的基金會我認識許多做公益的年輕朋友。聽聽他們的點子，給出具體的改善方向，幫他們穿針引線介紹給相關的朋友。

李濤意外我不計時間成本的投入，幽默的提醒我，「約了你就來，召之即來，呼之則去，也不怕掉身價！」然而，我非常享受這種真誠卻淡然的關係，在每一個互相交流的當下，心裡乾乾淨淨的沒有太多想法，只是直接表達關心；當機緣過去，就互道珍重，相忘於江湖。

最特別的是，有一次我和文華的團隊玩了一個夢想招募，他在網路上公開提供一個商業建議的面談機會，但沒有透露來賓就是我。

這是個很有趣的改變，不再像過去得是菁英團隊，或是大公司，或需要經過投資經理重重過濾。我們就從這些完全不認識的新朋友，文華他們不認識，我也不認識，純粹看投來的題目和內容來徵選，最後挑中了一個藝術基金會如何永續經營做討論。

走出新的境界

也或許是同為癌症病友，我跟病友 Neil，本來也素不相識，恰好他在我臉書留言討論抗癌心得，因為濾泡型淋巴癌，很自然便開始了我們頻繁往返的抗癌筆記。因為照了三次 PET，我們笑稱自己都是「原子小金剛，充滿輻射能量」了。

請原諒我直接寫信給你，我三十七歲，也於今年八月被診斷為淋巴癌。脖子長了一個小結，原本不以為意，家人堅持陪我去耳鼻喉科檢驗，醫生說最好切片才有辦法確認，抽驗了、切了。醫生跟我說，你得了濾泡型淋巴癌。頓時真的快沒有了未來，剛要有第二個孩子卻發現自己病了。

從第一次化療信心滿懷到剛結束第六次化療莫名的害怕，我還年輕卻整個掉到深淵！ Neil

我和 Neil 交流了數百封的病中心得，我不停的拿出成功的例子幫他打氣，鼓勵他正面思考，走過化療後期的幾個月。我告訴他：「現在免疫治療進步飛快，這是和我們的癌細胞在賽跑，而且應該會跑贏的。放寬心，我們不過就是不正常幾個月，幾個月過後就又是正常人了！」在他順利的重回職場後，我又分享了五個壓力調整祕訣給他，特別是第五點：

1. 自己認為沒有病，然後結果相符合，就相信了。
2. 必須做的就做，其他的一概拒絕。
3. 多交點正向朋友，補充正能量。
4. 煩的時候就去睡覺。
5. 碰到不好的事情，就想：跟癌症比，真不是回事。

有一次李濤跟我說，「有的朋友覺得你好冷喔！」我還愣了一下，「怎麼會這樣呢？」他幫我分析，「或許是因為你說話帶點北京腔，加上一路都是人生勝利組，即使再謙卑，可能有的人還是會覺得有點距離。不過，現在你是從勝利組的神壇，到凡間來了！這麼巨大的改變，讓你從原先習慣的勝利組，再重新思考人生，你將走出新的境界，更成熟、更無礙。」

確實，我敞開了自己，自由接納來自四面八方的緣分，寧可跟一群年輕人見面分享經驗，拒絕了跟一群話不投機的大老闆同桌吃飯。別人想破頭也無法理解我怎麼願意花時間在一件全然看不到利益的事，我心裡卻很清楚，當我不再斤斤計較付出時，才能獲得最真誠的人情互動。

05 平衡，讓人生更豐富

二〇一五年春節前夕，當飛機降落在北京首都機場，我的心突然激動起來。「我回來了！我真的回來了！」

整整十七個月，我在生死線上徘徊，即使後來病情漸趨穩定，但因為還沒跟醫師談過，不能確定目前的健康狀況是否能讓我回到這份熱愛的工作。排除各種心理設限，我還是決心回到創新工場！只是，一抵達北京的當下，我竟然有點兒近鄉情怯，也有種歷經生死、人生重新開始的振奮感。

出關後，遠遠就看見我的好友、事業好伙伴王肇輝。雖然我們常在視訊會議上見面，去年底他也來過台灣，但一想到能回到北京，繼續跟他們共事相處，我還是特別興奮。只是，我愛搗蛋的毛病又犯了，忽然想先嚇唬他，於是故意繞到他看不到的地方，給他撥了電話。電話接通後，我用嚴肅的口吻低聲說道：「肇輝，慘了，他們不讓我進關哪！怎麼辦？我被帶進海關辦公室盤查了！

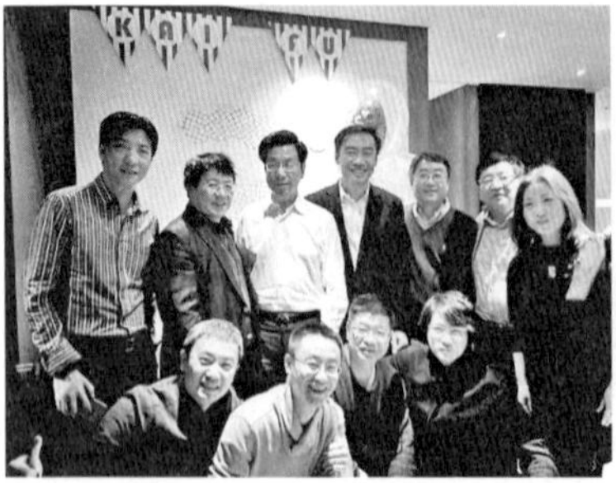
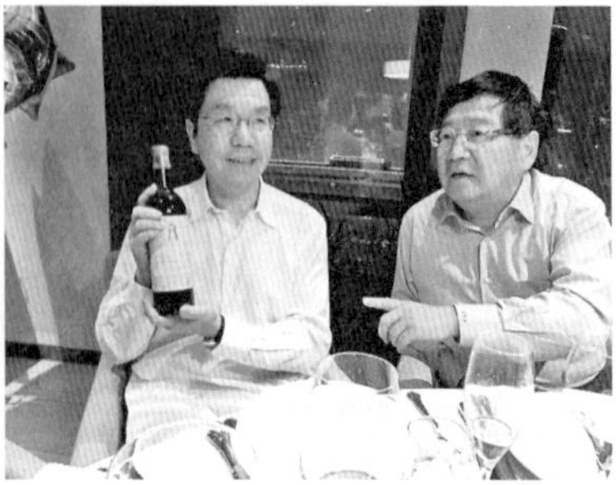

好友徐小平給我辦的接風宴，慶祝我大病不死重逢北京，拿出四瓶年份別具意義的好酒共享。這瓶酒的年份是1961年，正是我出生那年。

唉，這不知還得搞多久，你要不要先回去？」

「啊！怎麼會這樣？你是帶了啥東西進來？要我去想什麼辦法保你出來嗎？……」聽得出他是真著急了，我連忙從他後面抄上前去，重重拍了一下他的肩膀。他一回頭，看到是我，好氣又好笑的大喊：「好哇！開復你——！」我看他本想揍我一拳的，但瞬間明白我的把戲，整張臉都笑開了，打開雙臂，給了我一個熱烈、溫暖的擁抱。

父母之邦畢竟是父母之邦，不論離開多久，只要一踏上這片土地，我的身體就跟這裡的一切交融成為一體。我習慣了這裡的空氣、雖然霧霾很嚴重；我也習慣了這裡的節奏感、雖然有點兒匆忙。我的喜悅是掩不住的，最先發現的是先鈴。她看到同事在微信上發的照片，我的笑容特別燦爛，便問我重返工作是不是很快樂？她說：「那你就多回去吧，不過自己要懂得把握，別再 full time 了。」

我的人生三平衡

先前有人問我準備什麼時候退休？我這麼回答：

我不打算退休。我的人生主要分配在三件事情上：一是工作；二是公益；三是家庭、朋友、休閒。隨著年紀的不同，這三者的比例也有所調整。下面是我個人的分配比例，每個人的比重不同，但趨勢應該類似。

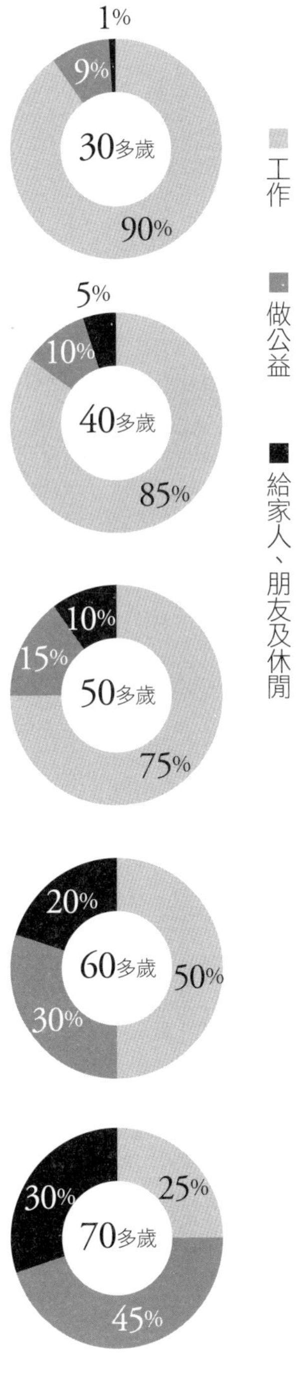

我認為這三者都不能降到零，理由有三：

● 如果工作到零，那麼頭腦就會退化，在社會上的話語權，甚至公益的影響力都會下降。
● 如果公益降到零，那麼就太功利、太自私了，只為自己，沒有社會責任感。
● 如果家庭、朋友、休閒是零，少了親情、友情的溫暖與愛，生命缺乏滋潤與調節，人基本上跟一台機器沒兩樣。

說到這兒，也要慶幸，參與創新工場的好處之一，就是三者的比例可以隨我調整。儘管剛從鬼門關前走一遭，但我仍然熱愛我的工作，絕不會因病退休。尤其現在由創新工場幾位合夥人共同擘劃、形成的工作價值，是我工作生涯中最嚮往的。

做創業者的伯樂

第一天復職進公司，早晨八點鐘，我一踏進辦公室，發現全公司的人竟然全都聚起來，歡迎我回歸。真沒想到他們會把場面搞得這麼溫馨、熱烈，回來見著這麼多同仁，開懷的笑呀、拍手的，心裡頓時感到一股熱熱的暖流。

我離開期間，創新工場的業務依舊蒸蒸日上，新聘了好些員工，所以有十幾張陌生的面孔是沒有見過的，他們起鬨說要討擁抱。我開玩笑說：「沒有這麼便宜的事，你們先要自我介紹，說得夠精采，才能得到擁抱。」於是他們就卯足勁，把自己兒時糗事、宅男故事統統都說了出來。

有位投資經理說他怎麼在BBS上冒充《紅樓夢》專家，騙到了北大才女；又有位女同事公開表白，坦誠了她最喜歡的男人類型就是像某位已婚男同事的那種；還有一位當場表演了胳臂外彎的絕活。我的同事實在太可愛了，個個充滿熱情，所以最後當然就是把大家都擁抱了一遍，連舊同事也一樣。

當天下午，我們開了一個很特殊的會議，會議裡面請每個人要和大家分享，自己為什麼來到創新工場。

其中有一位，他的分享特別讓人動容。他說：

「其實世界上最偉大的一批人就是創業者。因為他們的工作是沒有包袱、沒有官僚的。他們的資源是沒有浪費的，能有多少，就全部用上！他們是有心改變世界，而且膽敢改變世界的人。

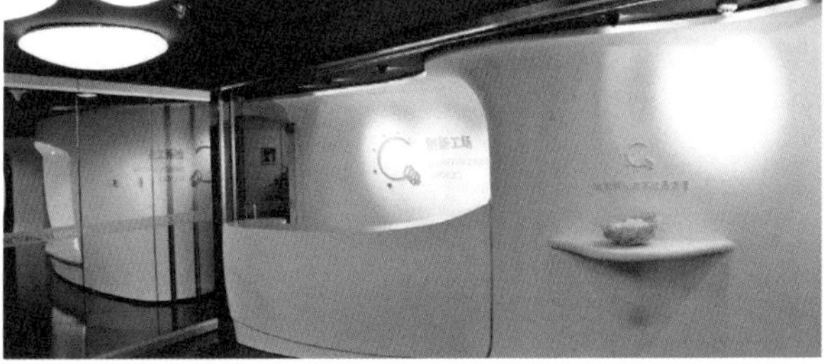

創新工場的工作價值，是我工作生涯中最嚮往的。

他們有自信，有理想，不為五斗米折腰，願意做窮光蛋，被父母、老婆批評也要創業。人們有時候會認為他們是瘋狂、偏執、天真的，但是只有他們真的能夠改變世界。

第二批值得尊重的人，就是這些創業者的天使。我們透過幫助這些創業者，達到自我實現，也同樣對這個社會和世界產生價值。我們一定要做好自己的工作，因為有很多大公司並不是真心想幫這些創業者成功，他們會經過各種手段來欺負這些創業者。這些創業者誰都沒有，只有我們。所以我加入創新工場，因為創新工場是最pro-entrepreneur的機構，是永遠最為他們著想，從不用對賭協議欺負他們，不利用信息不對稱占他們太多的股份，不把自己當做大老闆讓他們『彙報』。我們是創業者的伯樂，也是他們的知己。每天辛苦工作一天，但是看到我們對這批最偉大的人有所幫助，我就覺得自己的努力工作挺值得的！」

這位同事完全說出了創新工場創業的宗旨。成立五年來，我們的核心價值就是要真心幫助創業者。倘若在「快速賺錢」，與「幫助創業者」之間產生價值衝突，我們堅決選擇「幫助創業者」。我們是有所為有所不為，不會只投可以賺最多錢的事業，而是認同網路是幫助人類成長的工具。我們的創業者除了要能幹，其人品、價值觀也要是值得人尊重的才行。創新工場之所以能吸引這麼多有才幹的人，聚在一起愉快的工作，我想，這是最主要的原因。

在我離開工作崗位的十七個月裡，創新工場自然形成一種沒有英雄，人人多出一份力的工作模式。雖然整體環境有了劇烈的變化，創業浪潮洶洶而來，各種新創基金也紛紛成立，跟兩年前我暫別前所面臨的環境早已不可同日而語，但他們都很有默契的各自負責、自主決定，盡量不來干擾我休息養病；而他們做的決定都很棒，我們的投資回報甚至比以前更好。

所以，這次回去跟大家見面，我決定繼續放權，未來我每週只工作三天，重心放在制定及調整公司的戰略方向、補充核心崗位，跟媒體和投資人溝通，以及在美國尋找優秀的創業團隊，給一些較大的創業公司提建議方案等，公司的實務運作將交給同仁自己負責。隨著工作時間減少，我的持股當然也因此而隨之調降，讓出更多空間來獎勵表現卓越的同事。

真正高效的時間管理

修過死亡學分之後，我的人生走到了另一個階段。過去的我，工作第一、事業第一；現在，家人第一、健康第一。正如我前面提到的，走到不同的階段，人生任務的輕重比例自然需要有所改變。

或許也該感謝老天，在人生中場以後讓我得了癌症，提醒我該調整重心，減少工作時間（這比我預期的規劃早了幾年）。我覺得人生的選擇，其實就是時間的安排管理。我常說，人生有兩個主要的財富：才華和時間。我們的一生可說是用時間來換取才華；才華愈來愈多，但時間愈來愈少。如果一天天過去，時間少了，才華卻沒有增加，那就是虛度了時光。所以，必須節省時間、有效率的運用時間。

我特別想提醒大家：不要成為「緊急」的奴隸。事分輕重緩急，「重要」和「緊急」是不一樣的。比方說，「準備明天的考試」是「急事」，而「培養自己的積極性」則是「重要事」。人的慣性是先做最緊急的事，但往往因為這麼做，而致使重要的事被荒廢。大部分緊急的事情其實是並不重要的，而許多重要的事情並不緊急。因此，不要把全部的時間都去做那些看起來「緊急」的事情，一定要留一些時間做那些真正「重要」的事情，比如打好知識基礎、學習做人等等。每天管理時間的一種方法是：早上立定今天要做的緊急事和重要事，睡前回顧這一天有沒有做到兩者的平衡。

對於還需要為事業衝刺打拚的年輕朋友來說，我的經驗是，成功和興趣有著直接的關係。面對沒有興趣的事情，也許只能產生二〇%的效果；如果遇到感興趣的事情，也許能夠得到二〇〇%的效果。興趣驅動的工作會帶給你工作的渴望、意志、專注、自信、正面態度，成功就離你不遠了。

人生走到現在，我最想給的忠告是，無論怎麼追求事業成就，都不能賠掉健康。真正投入到你的工作中，為你的生命創造價值，你需要的是一種態度、一種渴望、一種意志，但不是所有的時間。我聽到有些朋友，被我的經驗給感動，追隨自己內心的熱情，積極去圓自己的夢，創造屬於自己的成功。可以給大家一點刺激與鼓勵，得到這樣的迴響我很開心。但是你不能走偏鋒，一味的追求高效、成果，對家人、責任、健康卻什麼也不管，那不是我的本意，我不想鼓勵大家成為機器人。對於健康，至少都得有基本及格的努力，飲食、運動、睡眠和壓力要設法取得均衡才行。

時間有排他性，你專注在工作，陪家人的時間勢必會受到擠壓，因此專注、真誠的高品質相處更形重要。我對於家庭的時間分配是用下列的原則：

- 劃清界限、言出必行——對家人做出承諾後，一定要做到，但是希望其他時間得到諒解，制定較低的期望值，以免造成失望。
- 忙中偷閒——不要一投入工作就忽視了家人，有時十分鐘的體貼比十小時的陪伴更受用。
- 閒中偷忙——學會怎麼利用時間碎片。例如：家人沒起床的時候，你就可以利用這段閒置時間去做你需要的工作。

● 注重有品質的時間（quality time）——要記得家人平時為你犧牲很多，渡假、週末是你補償的大好機會。可不能只是點頭敷衍，一定要全神貫注，付出有品質的時間。

過去我跟太太視訊時，常把手機放在桌上，一邊收發信件、一邊跟她聊，她很容易就發現我不是專心陪她。雖然不開心，她還是忍了下來。子女則更敏感，影響也更深遠，孩子的成長是不等人的，錯過就錯過了，很難彌補，無論如何應該盡量給孩子最完整的陪伴。特別在壓力很大的時候，每一次可以和孩子相處的時光，開懷的和他們笑鬧，都是我感覺人生最療癒的時刻。

過去女兒常抱怨我工作第一，跟她們相處時「沒有真心」。如今，我不僅要「真心」、「專注」，而且把她們列為第一優先。比如我到紐約出差，拜訪重要的投資人和兩個我們投資的公司，但是我現在會優先把和女兒見面、吃飯的時間先定下來，剩下來的時間才做業務上的安排。

找回初心，真正自我實現

其實我在出版《做最好的自己》、《世界因而你不同》的時候，都說過這樣的話：要找到自己的心，追隨自己的心，然後要做對世界有意義的事情。我一直鼓勵大家要讓自己每一天都比昨天更好，發掘你的熱情，每一個人生的意義是不一樣的。

現在的我仍和過去一樣的熱愛工作，但我現在學會了放下偏執，更平衡的滿足每個面向：每週一定要和家人固定聚餐、陪媽媽打牌，並且繼續保持運動，注意飲食、睡眠、壓力的均衡；保證每天睡足七個半小時，每週有四個小時的運動時間。有人需要我幫忙，我不會再計較是否最大化的利用了時間、最有效率的發揮影響力，只要我感覺自己幫得上忙的，也很樂意跟他們見面，並在臉書和微博跟關心我的朋友在網上保持交流互動。

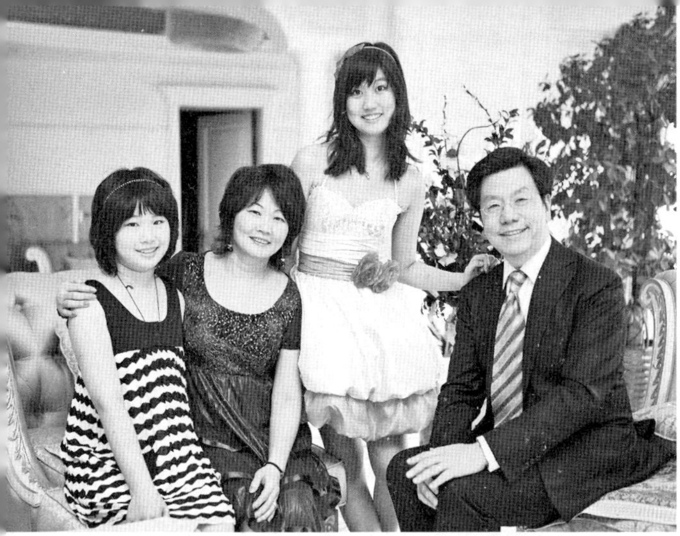
和家人、女兒團聚的時光，都是我人生最感療癒的片刻。

這次生病並不是我第一次體會到這些道理，但卻是我第一次發現，其實我們非常的脆弱，只要稍稍把追求世俗價值裡的名、利，當做自己的人生目標時，你真正想做的事往往就被蒙蔽了。我們應該花更多的力氣，挖掘自己內心真正想要成為什麼樣的人、做什麼樣的事，然後守住初心，不受誘惑的盡力去實踐。我想這樣的人生，才是圓滿，沒有遺憾。

第四部

健康，我對自己的承諾

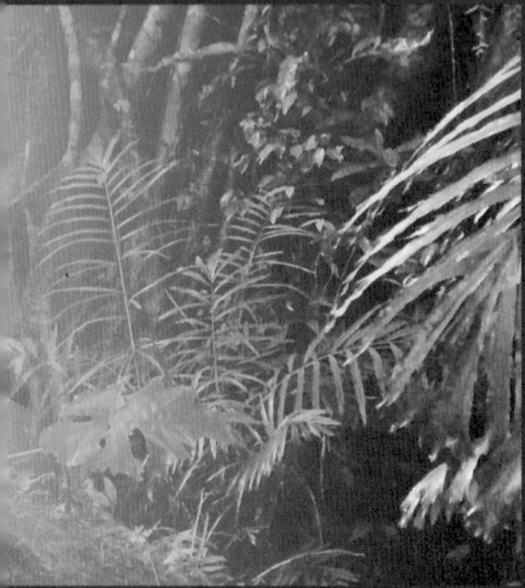

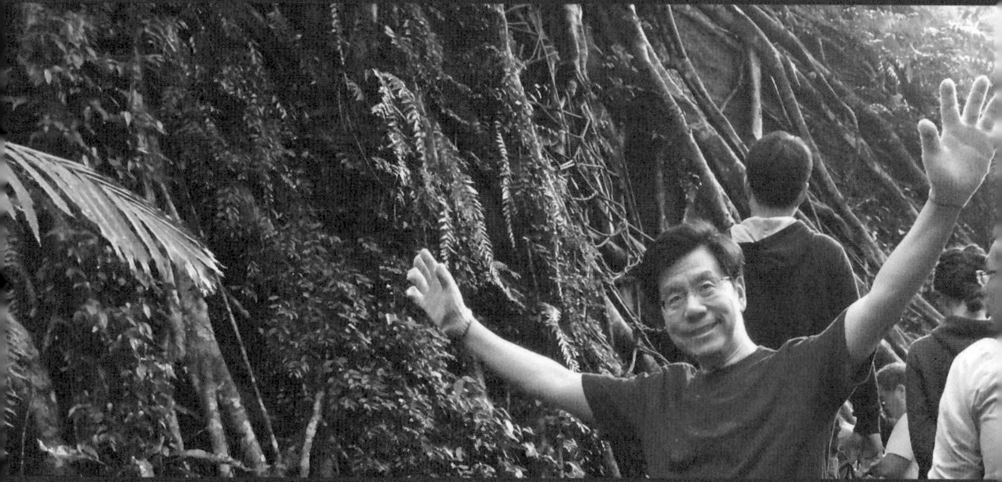

01 我的重生之路

在台灣養病休息十七個月，一天早晨換衣服的時候，先鈴突然大叫：「欸！你的脊椎不見了耶！」

「嗄？」我反手到背後摸一摸，沒感覺；又走到鏡子前，想辦法扭過頭去看鏡中的自己，也看不出什麼。我問：「我怎麼沒感覺？」

可是先鈴很興奮，她把我的背脊從上到下仔仔細細來回摸了幾遍：「真的不見了！」

大概很少有人知道，多年來，我一直有兩條脊椎。一條是正常脊椎，另一條是硬邦邦的肉脊椎，就在正常脊椎右邊，是我打拚的證據，長年肌肉緊張糾結累積而成的。

我在北京工作期間，每個星期有兩天需要請人到家裡幫我做全身按摩。就是按摩師發現我的背部多出了一條「肉脊椎」；也不知道是從什麼時候開始有的，等到發現它了，愈是注意到它，它的影響就愈嚴重。我常在下班回家之後，覺得全身肌肉緊繃，好像被幾百條繩索密密實實的捆住了一樣。

為了對付那條頑強的肉脊椎，我特別請按摩師「下重手」，這卻嚇退了好幾個知名的按摩師。後來經人介紹，終於有一位轉行作按摩的奧運國手，他身高二百公分，力大無窮，總算勉強幫我慢慢揉開一點點。可是，按過之後沒多久，又縮了回去，而且比先前還繃得更緊。

本以為這條肉脊椎就要跟著我一輩子了，回台灣之後，按摩師一樣按時前來，我也沒特別關照它。最近換了一台Mac，發現Mac滑鼠有多點觸控功能，可以自訂左右鍵，換成左手操作滑鼠也極為方便。多年來，醫生總勸我要左右手交替使用滑鼠，我都沒聽，直到右手臂和右肩也連續出了問題，才知事態嚴重。沒想到，十七個月的治病養心，加上改成以左手用滑鼠，我的肉脊椎竟悄悄鬆開了。

習慣了每分每秒都要精確計算效率的生活，我其實是長期處在超高壓力的緊繃狀態，只是自己毫不覺察。我以為自己一直在「追隨我心」，做自己喜歡的工作、用自己熱愛的方式生活，並沒有承受太多的壓力，渾然不知過度高亢的情緒，同樣會形成壓力，積累在身體上，需要排解。

在六次化療療程全部結束之後，主治唐醫師建議我徹底改變生活、飲食習慣，調整工作心態，重新開始。於是，透過永齡健康基金會安排，在一場三天兩夜的「永齡南園養生假期」中，我認識了鄭慧正醫師。

在台養病期間，我發現台灣最優秀的人才幾乎都去當醫師了。鄭醫師講起話來不疾不徐，不帶絲毫情緒。剛認識他，會以為他是一個嚴肅的人，後來我們慢慢熟悉起來，才發現他幽默風趣，想像力豐富。想想我自己的公眾印象也是這樣，媒體記者形容我：「一板一眼，每一個細節都像是經過精確計算。」鄭醫師跟我頗為投緣，很短的時間內就成為通家之好，或許跟我們的性情相近有關吧！

鄭醫師是全球首位推廣用核磁共振（ＭＲＩ）技術做癌症、中風與心血管疾病篩檢的人（由於他對核磁共振運用已經到爐火純青，竟還異想天開，用核磁共振做藝術創作）。雖然在台灣核磁共振因為價格昂貴且檢查費時，通常不用於第一線的癌症篩檢工具，也不會全身照。但用鄭醫師的話說：早期癌症的唯一症狀就是沒有症狀，所以需要掃描，才能提早知道罹癌。不過各種掃描中，以正子攝影對人體傷害最大，電腦斷層其次，核磁共振最溫和。

我的濾泡性淋巴癌能夠及時發現，部分得歸功這上千張ＭＲＩ影像，對全身上下做地毯式的掃描，才能把那些長在腸繫膜裡的淋巴腫瘤找出來。我每年都做Ｘ光、超音波等一般體檢，而這些檢查很難探查像腸繫膜這麼深層、隱密的部位，若非這套將身體拆分成各個面向的核磁共振，恐怕

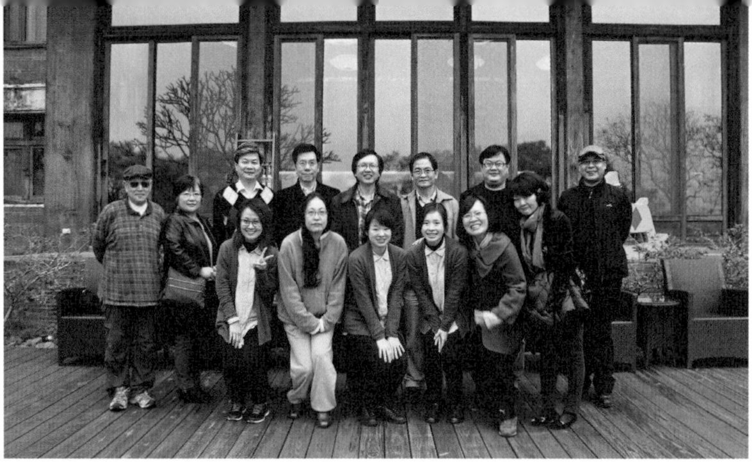

這趟南園養生假期讓我不僅與鄭慧正醫師成為通家之好，更學習到許多養生的訣竅。
（前排右一先鈴，後排右三鄭醫師，我在右五）

我連自己病了都不知道，還在那裡自我感覺良好、繼續折騰自己。

四個八十分自我管理法則

依我看來，鄭醫師真可說是一個腳踏實地的理想主義者。他看到大家都想要健康、卻又缺乏行動力，所以提出「四個八十分自我管理法則」。他的自我管理法則正是我走出癌症風暴、重返生活最迫切需要的。

這「四個八十分自我管理法則」關乎健康的四件大事（NESS）——飲食（Nutrition）、運動（Exercise）、睡眠（Sleep）、減壓（Stress reduction），必須每一項再依時間序細分為前、中、後，進行綜合管理。例如飲食前的食材選擇、烹調方式，飲食當時的心情、態度，飲食之後如何幫助排便……等等，各有需要講究的細節。像是大家愈來愈重視有機食品，若烹調方式不對，再怎麼強調天然有機，也會造成傷害；倘若吃飯時狼吞虎嚥、心思不寧，那就前功盡棄了。還不如用好心情、好態度去吃垃圾食物。所以，「均衡」是最重要的。

很多青年朋友就跟我年輕時候一樣，一心專注在工作上，甚至錯以為工作與養生是二擇一的選項，認識了鄭醫師後，釐清了我不少似是而非的健康觀念。他說：「不必要求每一項都做到一百分，那不可能，而且會增加很多壓力。」我自己、包括很多朋友都是這樣，信誓旦旦規定自己每天運動一小時，跑步機搬回家了、運動裝備也買了一大堆，結果三天打魚、兩天曬網，維持不了幾天，最後全然放棄，跑步機變成家裡的大型垃圾。他進一步解釋：「飲食、運動、睡眠、減壓，結果就是好吃、好玩、好睡、好輕鬆。」

鄭醫師的健康建議，我特別受用，覺得他簡直說到我的骨子裡去了。他告訴我：「影響健康的幾個因素全都有交乘作用的。愛吃美食，如果能用運動去平衡，那就無妨；運動不足、睡眠品質不好，那就設法減壓、用清淨飲食調節身心負荷。」你看！這種彈性、輕鬆自在的做法，多麼符合我的需求！

鄭醫師整理出一張矩陣式的健康管理法則（如表172頁），方便我從高處縱觀全局，清楚看見自己哪裡不足，哪裡需要補強？而且他的這套健康管理法則，不分男女老少終身適用，每個人都能根據自己的生活習慣、環境條件，找出自己的可行處或困難處，調整互補平衡，只求八十分就

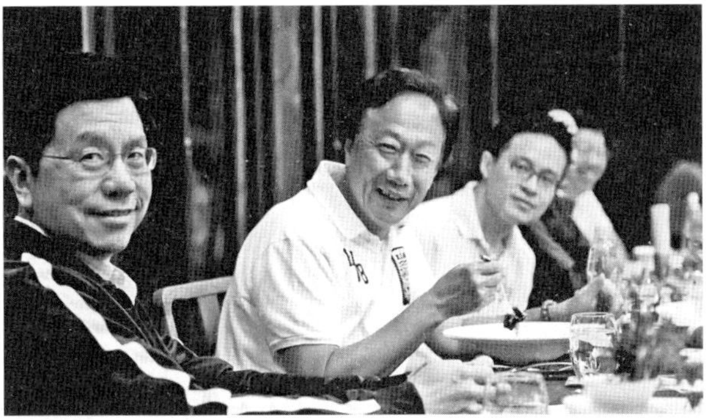

郭台銘和我們一同在南園晚餐。

好，畢竟生活不是在實驗室，要務實可行。這讓我得以掌握平衡大原則，建立一個自己可以執行的個人化養生，不再緊張兮兮的東看一點、西看一點，網路上說一套、書上再說一套，莫衷一是、無所適從。

養病期間，我就按照鄭醫師的方法，採行「沒有壓力」的養生，輕鬆自在的養成規律的生活起居，加上合宜的運動、飲食、睡眠，加上把過去的很多「執念」都放開了，背後的肉脊椎就自然而然慢慢消退了。

說起來很妙，肉脊椎消退了，我的心境也有很多轉變，很多過去在乎的事情，現在都無所謂了。或者應該倒過來說，是我的心境轉變了，所以肉脊椎也消退了。總之，身心互相影響、互為因果，在我身上是十分明顯的。最奇妙的是，當我不再堅持「一定要怎樣」之後，生命中的活水就嘩啦拉的流動起來了，很多意想不到的緣分也一一展開。

鄭慧正醫師的八十分健康管理法則

	前	中	後
Nutrition **營養好吃**	N1. 全食物 N2. 抗發炎食物 N3. 低昇糖食物 N4. 腸道免疫修復餐	N5. 低溫烹調 N6. 細嚼慢嚥 N7. 八分飽 N8. 飲料選擇	N9. 飯後十五分鐘，把握黃金時間（排便）
Exercise **運動好玩**	E1. 裝備選擇：保暖排汗衣著、防震運動鞋 E2. 動態暖身 E3. 伸展運動	E4. 心肺功能：有氧運動30分鐘 E5. 肌力與肌耐力：無氧運動 E6. 柔軟度：瑜珈伸展	E7. 水分與電解質補充
Sleep **睡眠好睡**	S1. 白天有適當活動 S2. 睡前準備：靜態緩和活動、沉澱放鬆心理	S3. 安靜舒適的睡眠環境（避免燈光） S4. 避免使用床做非睡眠的活動 S5. 夜眠中斷後睡不著，不要強迫入睡	S6. 漸進式下床
Stress reduction **減壓好輕鬆**	SR1. 改善自律神經：不要熬夜、有氧運動 SR2. 自我調適壓力：盡力就好，勿求完美	SR3. 立即見效：腹式呼吸 SR4. 練習冥想	SR5. 改變心境：正面能量，擁有同理心、慈悲心

02 癌症給我的禮物

「時隔一年，幾經生死，我覺得是思考這個問題的時候了。」復旦大學一位罹患乳腺癌的教師于娟，自知死期不遠，忍著病痛，像寫論文一樣，仔細分析自己為什麼會得癌症。在病床上讀到這篇文章的我，更是心有戚戚焉。

她寫道：「我在癌症裡，整整掙扎了一年，人間極刑般的苦痛，身心已經摧殘到無可摧殘。」她在自身遭受病痛摧殘時，還能想到「哪怕是為我最憎恨討厭的人」，都要幫他們免受相同的痛苦，讓我很敬佩。可惜于娟最終還是離世而去，留下了〈為啥是我得癌症〉一文，讓後人省思。

當時我在微博上轉貼，並回應這篇文章：「很多時候，我們不在乎、不珍惜我們的身體，只在病痛上門時怨恨痛苦。」就像大部分的病友一樣，在發現自己罹了癌之後，我急切的想瞭解癌症是怎麼發生的，身體到底需要什麼，如何維持身體健康……生病這段時間，我重拾年少時的興趣，讀了很多書，也認識了很多各方面的專家，比如鄭慧正醫師、唐季祿醫師、歐茲醫師（Dr.Oz，美國健康權威）、陳月卿、凌志軍等等。

這一次的身體大罷工，我深刻體會到自己過去種種虐待身體的荒唐作為，雖然是依隨我心選擇的工作，但也因為對工作充滿激情與愛，不留意就會過度專注投入，疏忽了健康。「世事無常，生命有限，原來，在癌症面前，人人平等。」檢視過往我的「鐵人生活」，癌症會找上我，其實一點也不奇怪！

別拿健康當成就的祭品

生病以前，出門就是上車下車、開會洽公。以前網速很慢的時候，我會先下載所有需要閱讀、批示的文件，上車後就拿出電腦或手機一件件處理。別說感覺不到春夏秋冬的變化，也感覺不到與人之間的接觸。

我覺得運動浪費時間，而且長期睡眠不足，必須仰賴咖啡因提神；看起來精神奕奕，其實心理嚴重疲勞；在過去的職業生涯中，我一直篤信「付出總有回報」，所以給自己過重的負荷。而我特別得意的就是：我可以從起床到睡著之間，百分之百的投入工作。有的人會放空、發呆什麼的，我卻是忙成了習慣，無時不刻腦子裡都想著什麼事該如何處理，一秒鐘都停不下來。

倒不是仗著自己體質好，亂吃亂玩不會生病，只是在這以前，工作應酬總是忙得不可開交，更擔心的是萬一生病會誤了公事，所以哪怕只是一點小狀況，我都會趕緊吞藥。也可能是因為我「下手得早」，加上妻子先鈴一有機會也會強迫我注意身體健康，那些小病小痛往往很快就能痊癒，自然也就沒有花太多的心思在身體上。

一位曾經拚命工作，之後久病康復的朋友曾提醒我：「每個人的有效時間都是一樣多的，年輕透支了，以後就沒有了；年輕別太累，才可以細水長流。」當時，我並不很認可朋友的看法，現在卻飽嚐壓榨身體的苦果。我勸諫大家，養生和追求事業，這兩個概念是完全不衝突的。對創業者來說，或許你未必能夠達到標準的健康要求，但至少要要求自己能及格。從更長遠的角度來看，每天多花幾十分鐘運動、多睡一小時，會讓自己更有精神，心情更好，絕對不是「浪費了一個小時」。

其實，保持效率和維護健康是同一回事，並不是只能在工作狂與隱退的養生者之中二擇一。如今你再問我，我的建議會是：凡事沒有絕對，掌握平衡不過度。尤其奉勸年輕的朋友，睡眠、飲食、運動、壓力、正面思考，這五項應該參考前文鄭醫師的健康法則。熟齡或體弱生病者應達到八十分，中年者最好有七十分，即便是年輕人也需要至少「及格」。以此前提下用最大的效率，努力工作成長。以健康換取成功是不智，也無法恆久的！

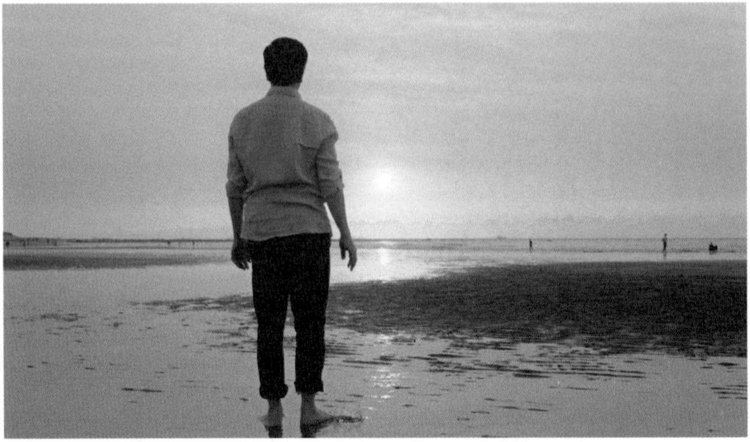
善待自己的身體，在工作與生活取得平衡，隨時為自己和家庭儲存幸福能量。

在重新認知工作與生活之下，我意識到這麼多年來，自己對身體不合理的壓榨，更是下了決心要好好善待自己的身體。相信身體給的訊號：餓了就吃，睏了就睡，想大小號就快去，別傻了，接受身體的信號不代表意志力比較薄弱。眼下最重要的人生課題，我必須用一種嶄新的方式重返生活。

我將每天給予身體足夠的睡眠，做適當的運動鍛鍊身體，多吃營養的食物。我告訴自己，必須把過去的模式「打掉重練」，否則，潛伏在我身體裡面的癌細胞隨時會捲土重來。我畏懼它，但也感謝它，它是一個最有威嚴的老師，如果不是它讓我修了這堂死亡學分，恐怕我還耽溺在那種自以為是的生活裡。

03 天天睡得好，煩惱自然少

生病之後，我一路接觸了不少的名醫，當中有位中醫師極力主張，人應該順應四時生活，人生也有四時，小孩子就是春天，老人就是冬天。春日遲遲正好眠，所以他主張小孩一定要睡飽，睡飽的小孩一定聰明。上學遲到就遲到，跟老師請假吧，孩子能睡到自然醒最重要！（要是再早幾年讓我知道這個說法，小女兒肯定會樂壞了吧。）

大學時代，因為做電腦的都是夜貓子，每天都睡很晚，也不覺得奇怪。我當年打工是在學校電算室回答學生問題，我尤其喜歡值半夜零點到四點鐘的大夜班，因為那時人少，我可以做自己的事，而且還有錢賺！

遇上考試的時候，我可能一天就灌上六、七杯咖啡，但是後來覺得這樣得常上廁所，既麻煩又會喝膩。後來給我找到了咖啡因藥丸，睏了就吞一顆，最多的時候連著三晚沒睡，吃了十幾顆，等於是連喝了三十杯咖啡！

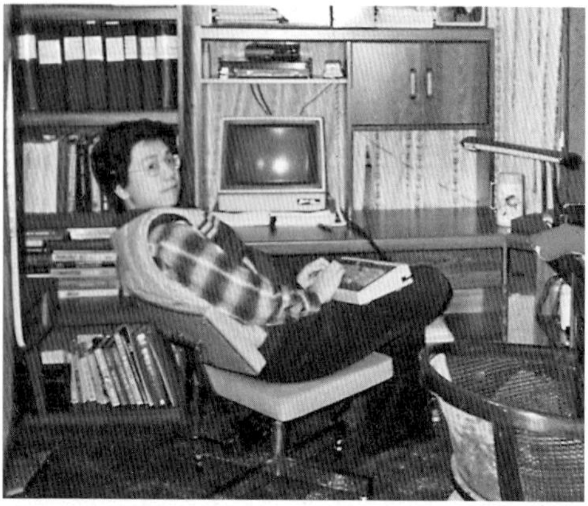
當年電腦技術還很落後，讀資訊工程的學生特別辛苦，常常得熬夜。

到了攻讀博士時，老師底下的幾十台機器，雖然大都是我一個人使用，但做語音辨識，電腦分析五千個句，就需要二十四小時之久。所以我每個晚上都忙著把實驗弄到這幾十台伺服器上面分析。

當年電腦技術還很落後，得要手動上傳這些實驗。可是我想呢，這幾十台機器是上天賜給我的禮物，我一定不能讓它當機、停下來。所以我每幾個小時就需要確認一下：機器有沒有出問題，會不會發生什麼需要中斷實驗的？半夜醒來也非得再確認一下，電腦還在運作吧？總之，每天不安排伺服器忙起來，我就不能安穩上床。這和我日後不把信回完沒法上床是一樣的。

後來有個記者採訪我，聽說我幾十年如一日的，十一點上床，五點起床，不看電視、不運動，在文章裡恭維我自制又規律，跟電腦伺服器一樣，永遠是精準、高速的運作。其實，她只看到了我對工作的拚命與投入，沒看到我該睡的時候睡不著，想睡的時候又不能睡。很長時間，我白天靠喝咖啡提神，晚上吃安眠藥才能睡。雖然每天看起來都是精神奕奕，但心中卻是疲憊不堪，非常勞累。

我的很多「神話」，包括「鐵人」封號，以及不論半夜或清晨，隨時回覆電子郵件……，其實都是付出慘重代價堆疊出來的。工作與健康並非不相容，可惜我覺悟得太晚。我的癌症跟這有沒有關係？我想很可能是有的！

所以大病之後，為了補償身體的虧損，我給身體的第一項承諾與改變，就是好好睡覺。以前我早上醒來總感覺睏，就猛喝咖啡喝到不睏為止，一天最多喝六、七杯咖啡，然後還加上一杯濃茶提神。我現在喝咖啡純粹是為了享受而非需要，這種感覺真是太好了。

讓腦袋適時停機

根據美國康乃迪克大學健康中心癌症流行病學專家史蒂芬斯的研究也指出，睡眠是增強免疫力最好的方法，充足的睡眠對預防或限制腫瘤生長有廣泛作用。最佳的就寢時間是每天晚上十點以後，理想睡眠長度是七小時到八小時。

中醫師則認為，睡覺養人體陽氣，癌症就是陰氣太盛所致；而十一點到一點是膽經循行時間，人體的陽氣剛剛要升發，一定要處在熟睡狀態，才能助長陽氣，所以最好在十點就上床睡覺。

按西醫的說法是，十一點以後是人體開始進行細胞修復，以及免疫系統獵殺癌細胞的時間。如果這段時間沒有進入深度睡眠，身體的能量系統為了支應額外的需要，無法全力供應修補工作，細胞修復出錯的機率大增，自然是健康一大害。

醫學證據顯示，連續兩星期每天睡眠不滿七小時的人，感冒的風險是睡滿八小時以上的三倍。長期睡眠不足的人，最大的風險就是，在短時間內死亡的風險明顯增加，提高罹癌機率。我向來很難放鬆，連夜裡睡覺都說不上放鬆，我想我最大的問題，正是長期每天平均睡眠五小時。

工作壓力點點滴滴累積下來，我幾乎是每天半夜就會爬起來收信、處理公事，然後再回床上睡一下，到了清晨五點又必然自動驚醒，眼睛一張就看到５００三個大字，簡直跟恐怖片一樣。比較瘋狂迷網期間，我甚至是半夜裡就把這一整天發生的大事，尤其在美國發生的大事，科技圈、投資界最新的消息全都看過。加上微博上很多人是夜貓子，大部分口水戰都是半夜發生的，半夜裡起來正好一次跟上最新動態，然後備好隔天的十幾條微博。

決定痛改前非，我的第一個健康承諾就是戒掉安眠藥，每天晚上十點就寢，睡到自然醒。剛開始當然不容易，尤其是我習慣了讓大腦運轉不停，躺在床上睡不著，腦袋裡像走馬燈似的，有時候甚至會跳出白天絕對想不到的靈感，再躺下去簡直就是浪費時間、浪費生命，於是忍不住想起來開電腦。以前半夜裡起來工作也常被先鈴叨念，但我總會振振有詞的回她，「公司有事，你先睡！」她也只好由著我，現在病了，先鈴管得更嚴了，也不敢再這麼沒有節制的透支睡眠時間。

一般人最難做到的是，燈關上了，躺在床上，怎麼才能讓大腦也關燈、安靜下來呢？小孩子心思單純，沒有這些煩惱，白天玩得筋疲力竭，晚上一沾枕頭就能熟睡到天明。可見睡眠障礙是社會化以後的文明病，所以煩惱多、思緒多的成人，就得「想盡辦法」。數羊、數數兒……，都沒什麼效果，有時候反而愈數愈清醒。

我最近聽說有個新的方法：找一條你最熟悉的路——可能是小時候上學、放學的路，最好是熟到路上的許多細節，不用思考、回憶，你都了然於胸。上床睡覺時，閉上眼睛，什麼都不想，就讓自己「彷彿」在那條路上輕鬆散步。因為有事可做，又不用真的動腦，很快就可以輕鬆入眠。

試過了許多助眠的法子，幸好先鈴也陪我改作息，加上我怕自己有動靜會吵到她，再無聊也只好忍。這麼忍一天、兩天，沒想到慢慢就戒掉半夜起來開電腦的「癮」。但是，要戒安眠藥可沒那麼容易，我從一顆減成半顆，痛苦了一段時間，再借助其他方法，經過大半年，才終於慢慢拋開安眠藥。

好睡的祕訣

幫助睡眠的方法很多，往往也因人而異。這裡分享幾個對我有益的助眠方法，希望對讀者也有幫助。輔仁大學心理系助理教授陳建銘在《給工作忙碌者的睡眠建議》分析了七大點建立睡眠節律的辦法：

1. 維持生理時鐘，固定作息時間；
2. 規律運動；
3. 睡前降低亮度，起床後照射日光；
4. 睡前六小時勿用咖啡等刺激飲品；
5. 不以酒助眠；
6. 謹慎使用安眠藥；
7. 每晚維持舒適的睡眠情境。

特別是起床後照射日光，我意外的發現到這是喚醒身體很重要的方法。起床後，一定要把窗簾拉開，或是走到陽台讓身體接收陽光，這麼一來全身細胞都會甦醒過來。所以，也有專家建議，長久習慣日夜顛倒的人，如果要調整時差，不妨試試清早天剛亮、太陽還沒出來時，面對東方日出前的曙光，閉三分目，直到太陽出來為止。如此幾天下來，生理時鐘就自然調整過來了。

此外，晚上睡覺盡量不開燈，尤其是半夜起床如廁，更是不能開白燈。根據史蒂芬斯教授的研究，這是因為身體已經適應黑暗，猛然開燈，褪黑激素會受到驚嚇而減少分泌，不只影響後續睡眠，還會驚擾正在進行的細胞修復工作，而且日光燈的影響又比黃燈更巨大。

為了養成十點以前上床的習慣，我規定自己九點以後就盡量不接觸電腦、手機，漱洗完畢，保持燈光柔和，慢慢進入睡眠準備狀態。我執行起來很嚴格，十點一到就熄燈上床。所以先鈴笑我是「典獄長」，每天負責吹熄燈號、催她睡覺。但這樣嚴格執行一段時間後，我的睡眠品質確實改善了很多。

現在，我十點上床就寢，最遲不會超過十一點，睡到自然醒，平均五點就起床了，中午再舒服的睡個半小時到一小時的午覺。這樣就可以維持一整天精神飽滿、頭腦清醒。以前我認為睡眠不必定量，有些人只需要五個小時，有些人需要七到九個小時，其實這話只對了一半。人的感覺是很精細的，幾個小時確實不是最重要的，你應該要問問自己的身體：現在累不累，人還很疲勞嗎？起床眼睛清不清楚，是不是要靠咖啡才能提神？

回答完上述問題，你的睡眠足不足，自己心裡肯定是明白的。

五個優質睡眠訣竅

1. 睡前不要安排費時費力的工作。
2. 設定一個停止工作的時間，睡前加班，遠不如第二天早起再做效率更高。
3. 記錄每天睡覺和起床的時間，養成健康睡眠習慣。
4. 不要因為失眠而感到壓力大，放鬆最好。
5. 睡眠的品質比時間更加重要，讓自己處於舒適的狀態。

04

吃出健康

經過了六次化療之後，醫療團隊要求我，未來五年仍要密切監控健康情形，每三個月回來抽血一次，半年照一次片子。鬼門關前走了一遭，以前覺得不重要而輕忽、輕放的身體健康，我現在愈來愈重視。

另類療法的醫師提醒，定期健康檢查雖然重要，但自我檢查更重要。而自我檢查的健康指標，就看吃喝拉撒睡是否正常？吃得香、睡得著、拉撒正常，基本上就不會有大病。確實如此。

好友凌志軍罹癌之後，秉持著科學精神，做了很多自救的研究，出版了《重生之路》，跟讀者分享復健心得。他說養生第一步是做好五件事：吃喝拉撒睡。跟我的經驗是一樣的。

我從小貪吃，不愛吃青菜，大魚大肉，暴飲暴食，飲食極不正常，年輕的時候甚至可以一口氣吃下三斤牛排。

學生時代，大夥兒時不時相約去「吃到飽自助餐廳」，一次得花不少錢，所以為了省錢，前一晚就開始挨餓，忍著。一吃可以吃下九塊牛肋排，吃得太撐了，第二天又整天吃不下東西，從一個窮學生的角度來看很棒，但嚇得連餐廳老闆都企圖說服我們下次別再光顧了。我也曾瘋起來，跟朋友比賽吃霜淇淋，一吃吃了近十球……。

年輕的時候只覺得很過癮，一方面用相對少的錢吃了這麼多東西，划算；第二方面我還只挑精華的吃，比如炸雞只吃肉不吃炸衣，洋洋得意吃了這麼多肉。事實上這對腸胃負荷很大，一下子把它全塞滿了，動都動不了。經年累月這樣糟蹋腸胃，不知道累積了多少垃圾在身體裡。

生病之後，馬上改變的就是飲食態度。

四個足夠

一開始我是帶著懺悔的心，力行「葛森療法」的全素飲食，葷腥一概不沾，甚至吃到了葷的就想吐。大約下意識覺得多年來讓腸胃受累了，實在不應該；病後洗心革面，改吃全素，所以有了讓腸胃休息的念頭。

之後，讀了楊定一在《真原醫》書中分析，「人適合吃素還是吃葷？」他的論點並不是反對吃肉，但是從人體構造（牙齒、腸道長度、消化液）來看，其實我們更適合素食。人的腸子很長，更像草食動物，肉吃多了在裡面會腐爛，產生毒素，宿便等問題。人和草食動物都是小腸長，適合慢慢吸收不易腐爛的素食，而肉食動物胃腸短，可快速消化肉，在肉腐爛前排出體外，避免殘渣在腸中產生毒素。從這點來看，多吃素少吃葷是有點道理的。

可是，決定接受化療之後，博學親切的主治醫師唐季祿特別提醒我，癌症病人在治療期間需要充足的體力，才能支持身體度過化療帶來的風暴，所以我又開始吃肉和海鮮。加上病中接收到來自各方的建議，例如吃全素有可能營養不夠，是否吃蛋喝奶也各有爭議。正如凌志軍說的，因為眾說紛紜、莫衷一是，所以他歸納各方意見，再參考自己的身體反應，最後提出「足夠」而非「絕對」的原則。也就是說，沒有什麼東西絕對不能吃，但要遵守四個「足夠」——足夠雜、足夠粗、足夠素、足夠天然。

我的飲食原則大抵也是著重四大類食物的質量均衡：一，多蔬果、全穀類、海產、低脂或無脂食品，以及豆類、堅果等；二，少吃紅肉和加工過的肉；少吃油炸食物、甜食和含糖飲料；三，每天可喝一杯紅葡萄酒，因為紅酒裡面的白藜蘆醇可以抑制不當的血管增生，阻絕癌細胞擴張。

不過，我還是有享受美食的欲望，生病已經夠辛苦了，還要吃得清湯寡水，太不人道。如果每天愁眉苦臉的進食，也是很辛苦，而且產生負能量，肯定無益我的病情。在網路上看到米其林廚師為癌末病人烹調美食的新聞，真覺得此人堪稱上帝！癌末病人反正來日無多，不如不顧忌吃喝，像我這樣還想再活四、五十年的人，如何兼顧健康與美味，確實讓先鈴恩威並濟、煞費苦心！（真的不難吃，只是看起來像碗泥巴。有次女兒沒吃完營養泥，被逼著帶到學校吃完。老師看到了，還特別給她一個擁抱，獎勵她的「勇氣」。）所以，後來聽到鄭醫師的四個八十分原則，偶爾享用美食就用其他方式平衡，我欣然同意。

大家知道我生病後，紛紛很熱心的跟我分享抗癌心得。例如，陳月卿女士分享自己如何利用飲食照顧同樣罹癌的丈夫蘇起，讓他逐漸康復，也給了我不少信心。那天，她帶我們到工作室，親自示範了用全食物調理機製作五種兼顧營養和美味的精力湯，有鮮豔的蔬果精力湯，也有用蒸熟的黑木耳、黑豆、黑糯米飯、黑芝麻和黑糖調理的補氣黑五類精力湯，以及適合當早餐的綜合米漿飲品。回家後，我們照著做，每天早上一杯精力湯，減肥、通便、排毒、增加免疫力。最重要的是，一早起來，胃是空的，這時候剛吞下肚正是腸胃最能吸收的時機，吃最健康的東西讓它全吸收進去，多好。

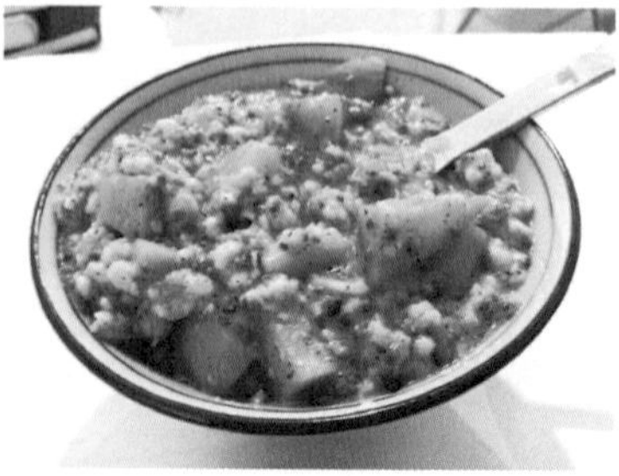

自我生病後，先鈴每天打高纖營養泥給我們當早餐。

一段時間後，慢慢適應了健康食品的口感，精神變好了、便祕好了、所有指標都正常了，痛風也沒了。不過，還要強調的是，健康飲食的目的是健康，減肥是次要的；還要配合良好睡眠習慣和運動，同時也要注意食物的來源，除非確知是無農藥的有機蔬菜，否則要避免生食。

我會用高纖食物取代精緻食物，用五穀雜糧取代白米白麵，再就是多吃食物、少吃食品。尤其現在食品加工業頻頻出錯，食安問題舉世皆然，生鮮出產的在地食物，一定比經過繁複程序再製的食品更健康。歐盟國家用政策保護傳統市場不受超市的排擠，就因為傳統市場販售的大多是在地小農生產的食材。現在大家喜歡說「身土不二」、「一方水土養一方人」，就像嬰兒喝母奶，母奶裡的營養成分會隨著孩子的成長週期自動調整；一如在地食物、當季食物也會隨著季節、地域而產生神祕變化，只是我們的身體已經遲鈍到無法辨識。

相信身體的訊號

健康的飲食跟我們平常的作息息息相關，我過去喜歡吃宵夜，晚上往往有應酬請客，也是一天當中吃得最豐盛的，早餐因為趕時間、胃口不佳，反而吃得最少，甚至不吃。現在我知道，這一定要改！

晨起第一件事是先喝一大杯水，醒醒腸胃告訴自己該去方便了。早上的第一餐很重要，要放最營養的東西。所以我通常會吃一碗高纖地瓜、麥片、山藥泥，先讓腸胃醒過來。晚上盡量少吃，因為睡眠時間身體的工作排程是給免疫系統和細胞修復的，如果腸胃的消化吸收工作還要擠進來，不但影響其他工作的效率，也容易長胖。所以晚上過了六點盡量不吃肉、油、澱粉和糖。

特別吃酒席的時候，我學著把筷子放下來。以前父母總是教導我們，碗裡一粒飯粒都不能浪費，但請客一點就一大桌，菜永遠吃不完的，加上一邊聊天一邊吃，如果筷子不放下來，幾個小時吃下來，吃到十分、十二分飽，肯定是個問題。跟大家分享一個辦法，如果是一人一份的酒席菜，不妨把「下半場」打包回家，這樣腸胃既不會超出負荷，也不會扔掉浪費。

嚴格管理之下，為了保有飲食的幸福感，午餐我讓自己隨興享受，吃自己愛吃的東西，分量多些也無妨，比如晚上吃五分飽，中午就算吃到九分飽，其實還是可以的，至少平均下來達到七、八分飽的目標。

談過飲食，接下來非談拉撒不可。說起來難為情，但如果這件事沒處理好，真是很要命的。剛生病的時候，我對每天是否排便壓力很大。因為醫師說排泄物是毒素，會在小腸裡累積，我是有問題一定要解決的人，所以會勉強自己每天要有一、兩次，沒有就會焦慮。甚至會在化療導致的便秘時分析，想今天該用手邊五、六款瀉藥中的哪一款比較好？

《YOU：身體使用手冊》暢銷作家歐茲醫師到訪中國時，我們也碰了面，我從他那裡學到許多實用的知識，例如大便的頻率。歐茲醫師說：「如果一天排便四次以上，或不能保證最多兩天排便一次，那你應該就醫。」鄭醫師則主張飯後十五分鐘是排便的黃金時間，因為進食會促進腸胃蠕動，有助於清除前面幾餐製造的垃圾，所以一天排便兩、三次是正常的。次數太多當然不好，但歐茲醫師說：「如果腸胃不疼，那就沒什麼好擔心的。」

歐茲醫師告訴我，看看大小便的形狀、顏色、內容物，大概就可以判斷七八成健康資訊。因為大小便裡含有豐富的健康訊息，若想學習，很鼓勵大家上網搜尋歐茲醫師為此主題所錄製的節目。

小便的頻率也很重要，絕對不行憋尿，尿不出來或頻尿都很麻煩，一定要就醫。科技業有個笑話，有個老闆會到廁所觀察員工，如果你的顏色偏黃，表示你上班很認真，很拚，是好員工！從這個細節來考察員工，我可真服了他，不過尿液的顏色確實能透露出不少健康資訊，甚至還是個壓力觀測指標。通常壓力大的時候，你會忙到沒時間喝水，尿液自然偏黃（無色或淡黃色才好），但因為變因很多，隨時自我觀察，有助於瞭解自己的生理變化。

最後我想再次強調，相信身體給你的訊號，不管是感覺飢飽還是有睡意、有便意，都不該忽略它，特別是平常有便意卻不去，最後往往就出不來了。等真的遇到身體機能失控，搞得人滿頭大汗、痛不欲生，還是怎麼都排不出來，那真是後悔莫及！所以現在哪怕是開會開到一半，只要自然召喚（nature call）我都會和美國小學生一樣舉手告退。

人體的運作是非常繁複而精密的，一個細胞裡面的忙碌程度，絕不下於一個紐約市的運作。醫師不會比你自己更懂你的身體，養成觀察自己的好習慣，不管是求醫還是照顧自己，有時候會比醫院的各項檢測數據還要可靠呢！

跟陳月卿學健康蔬果汁

功效：每天一杯可以減肥、通便、排毒、增加免疫力。

材料：蘋果、胡蘿蔔、香蕉、檸檬、奇異果、甜菜根（可用蜂蜜取代）、芹菜、黃瓜、鳳梨、新鮮蔬菜、亞麻籽等。

Tips

蔬菜先燙過，以防農藥。有些需要用榨汁機（免得果汁太濃稠）。如果當早飯，也可以增加五穀米、麥片等高纖的澱粉類食材。

05 運動，活力的泉源

我從前不但不運動，而且還嘲笑朋友運動養生。我的朋友潘石屹在微博上說：美國科學家通過幾萬人、多年的觀察研究發現：「跑步的人比不跑步的人多活七年。」我就調侃他：「會不會這多出的七年都在跑步？」

當時我覺得我不但幽默，而且是對的，而今才發現我錯了！

現在，不管中醫、西醫、另類療法醫師都告訴我，運動無比重要。有氧運動可以促進熱量燃燒而減肥，還能促進癌細胞凋亡，也是活化自然殺手細胞的良方。

再者，因為人是動物，要活就要動，人體的免疫大軍淋巴系統不像血管配備了心臟動力馬達；它能保持回流順暢，主要就是靠運動，因為當初上帝造人的時候沒想到，有一天人類會變成今天這樣整天「宅」在電腦前不肯運動，而且還把珍貴的地球能源浪費在交通、移動上。

我們的淋巴管沒有動力馬達，人又不肯動，上車、下車，取代了步行，人體的品質就一代比一

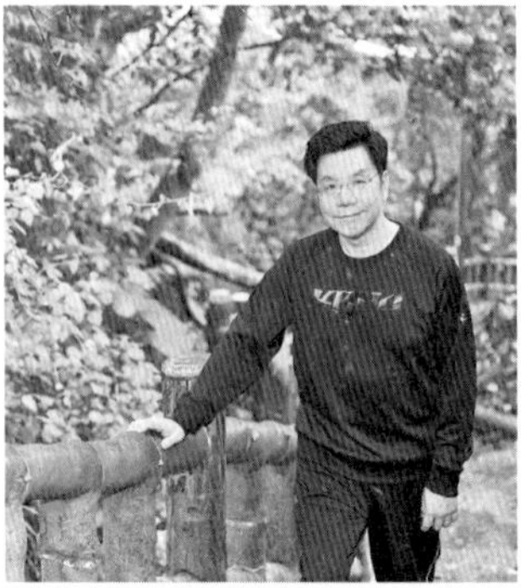
養成運動登山的習慣。（陳之俊攝）

代弱。有中醫研究，根據千年累積的人體數據資料顯示，古人多半陽盛陰衰，陽氣、能量充沛，但體型偏瘦，因為古代糧食不足。現代人則是陰盛陽衰，能量不足，軀體胖大。差別就在運動，尤其是走路，走路可以讓陽氣往下，中國人練功講究「氣沉湧泉」，根扎穩了，能量的輸布就沒有阻礙。現代人不走路，頭重腳輕，上下不通，不僅身體健康走下坡，心理健康也愈來愈嚴重。

我過去的生活確實是標準的現代人模式，長期缺乏運動，甚至覺得運動浪費時間。身體長出肉脊椎之後，有點感覺到不運動不行了，我買了跑步機，一邊跑步一邊看演講影片或是商業新聞。生病之後，運動變成重要的復健處方，我只好乖乖按表操課，每週爬山兩、三次，至少一小時。剛開始我為了避免「浪費時間」，我會先設定主題，趁走路時一邊走一邊想，不讓腦袋有絲毫空閒。結果是走了一趟回家，渾然不知路上看到了什麼，只記得想到了什麼。

後來發現，腦袋不空，身體就無法真正放鬆，我就試著不想，至少不再刻意想什麼主題了。這才發現，要讓腦袋放空可真不容易。後來有人教我，專注在感覺自己的身體，終於我現在比較能放鬆體驗走路的身體感，以及路途中許多美好的事物了。

我們住在台北天母，附近很多社區小公園和登山步道，還有一個天母運動公園，加上這裡空氣好，生活機能也不錯，所以運動的意願大增。我們在台灣沒有開車，也沒有司機。活動範圍若在天母之內，我們就盡量走路；要去較遠地方才搭捷運或計程車，這麼一來，走路的機會就更多了。

養成運動習慣之後，我才體會到運動的好處真是冷暖自知，不管怎麼說都沒法跟旁人分享，只有自己最清楚。合適的運動可以促進心血管彈性、增加心肺功能，還可以刺激大腦分泌多巴胺，讓人心情愉快。醫生建議我除了走路，還要常走上下坡，達到至少十分鐘的劇烈心跳，等到快喘不過氣來，再放鬆慢慢走。跑步當然也可以。我發現一旦走了四十五分鐘，汗流浹背，那是很有成就感的。就像電影《洛基》的那個感覺：我是冠軍！

另外瑜伽、太極等伸展筋骨等柔軟、緩和的運動也很棒。我有時候也會在家跟太太、女兒一起玩有趣的 Kinect 運動。我發覺微軟 Kinect 做得真不錯，比起 Wii 方便多了，不需要遙控器，還可以全身運動。我從美國買了一個回來，運動減肥、遊樂都好用。我跟女兒就常一起玩，一會兒被女兒打倒在地，然後爬起來報仇，再把她也打倒在地。別看這樣，運動量還挺大的。

身體動起來了，生命的活水也跟著動起來了。建議你也一起來體驗這美好的滋味！

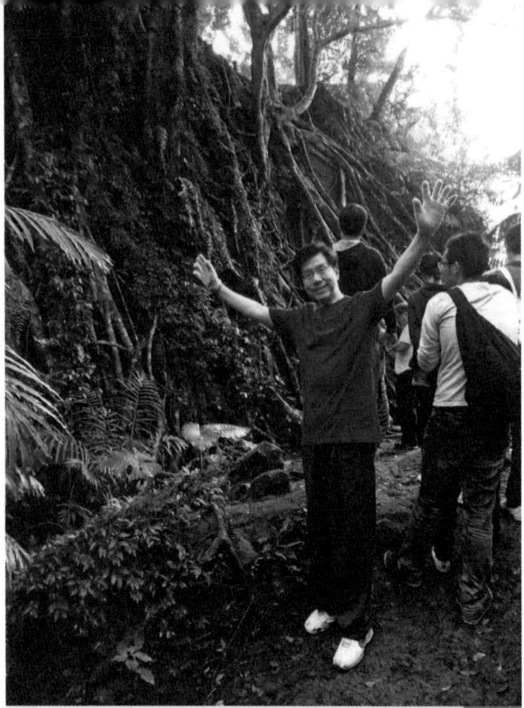

為了達到80分，我做：

1. 每週爬山二到三次，爬山時至少做到一半時間頭腦放空。
2. 瑜伽或甩手功：二到三次。
3. 能走路就走路。
4. 做些有趣的運動，比如說Kinect。
5. 每週兩次按摩，讓經脈血疏通。

06 釋放壓力，身心通暢

養成運動習慣之後，除了讓我恢復健康，最意外的收穫是每天都維持心情開朗，很多事情也比較看得開了。我不再勉力強求什麼，盡力而為，但一切隨緣，所以不會形成壓力。

從前有網友這麼說我：「這是一個太完美的人，似乎二十四小時都高度自控，絕不生氣、絕不失態，如同一台高度智慧的機器，這內在承受的壓力，何處釋放？所有的角度，都滴水不漏，太不真實！」

過去我確實花了太多時間精力在維護公司和自己的形象，我在乎名聲，也擔心所有潛在的危機……。這些心理素質，就具象化成為我背後的肉脊椎，以及我的疾病。所以，我其實很早就生病了，只是自己沒有察覺而已。早在一九四八年，世界衛生組織（WHO）對健康的定義就是：身體、精神和社會生活的完好狀態。也就是說，心情愉悦、身體充滿活力，工作、生活、人際關係滿意。如果人際關係不和諧、有負面情緒，加上身體的倦怠感或不舒服，就表示健康出現警訊了。但我在

「維持效率」的前提下，這些從身體、心理遞來的訊息，全部都被我封殺。

或者應該說，是我的「症狀」並沒有明顯到讓我產生警覺；身體的倦怠感，睡一覺就好多了；多半時候，我的人際關係和諧、心情愉悅，感覺不到有什麼負面情緒……；再怎麼忙，我也一直不覺得有什麼壓力。我後來才知道，問題就在這兒，我的自我感覺太良好！

我從二〇〇九年開始上微博，第一年因為創新工場忙，我沒有花太多時間投入，但是從二〇一〇到二〇一三年九月之間的這三年，我在微博上非常活躍，甚至被稱作是一台二十四小時運營的伺服器。媒體形容我：「早上、下午、晚上，辦公室、車上、家裡，他都把自己當成一台伺服器，安若泰山的收發郵件、刷微博，建立起腦容量和這個世界的聯結。」我在微博參加各種論戰，嘲諷、也被嘲諷，攻擊、也被攻擊，所以我的人際關係並不和諧，最要命的是，我的心裡被灌滿了負面能量而不自知。

過去我一直以為，壓力必然伴隨著痛苦而來，其實，人的喜怒憂思悲恐驚七情都會造成情緒壓力；在亢奮的時候、思考的時候，因為我們喜歡做那些事、也喜歡那些感覺，所以不覺得那是壓力。像我在演講的時候並不覺得有壓力，事實上我整個人是繃緊的，因為要專注在如何表達、還要傾聽別人的提問，並思考如何回答。所以，要檢視自己有沒有壓力，只要想想：你很難入睡嗎？腦子裡是不是還繞在某個話題上轉個不停？是不是常在半夜醒來？或者常會莫名的有擔心、後悔、抑鬱……等感覺？我經常都是如此的！

做過壓力檢測之後，就要找到適合自己而且確實可行的紓壓方法。運動、爬山、練習大腦放空、什麼都不想，到大自然走走，在沒有光害的地方看看星空、聞聞草木花香……這些活動都有不錯的效果。或者從事繪畫、攝影、甚至烹調等創作活動；聽音樂、看電影……等休閒活動。

釋放壓力，身體一定會有回應；好好實踐這些做法，身心輕鬆自在，我想應是長保健康的關鍵功課。

五個面對焦慮的訣竅

1. **健康飲食**：蔬果、粗食比垃圾食品更能緩解心情。
2. **少喝咖啡**：過量咖啡因會消耗血清素，使情緒更糟糕。
3. **鍛鍊身體**：運動可以釋放腦內啡，有助於減壓，保持頭腦清醒。
4. **制定計劃**：面對任何事情，設法獲取全部訊息並制定相應的處理計畫，胸有成竹，自然可以降低焦慮感。
5. **心存感恩**：常將世間種種可愛放在心上，保持積極、正向的心態。

07

涓滴儲蓄正能量

「面對疾病，正能量是最有效的藥。病痛最喜歡的就是擔心，最怕的就是平和。」

——星雲大師

生病之後，常有病友寫信來問我抗癌的歷程與心得。其中有位年輕的朋友，由於同是淋巴癌，情況和我滿相近的，除了互相打氣，也和他分享了特別多的抗癌心得，鼓勵他不要放棄，一定要積極治療。順帶把星雲大師傳授給我的抗癌心法也轉送給他。

病發初期，面對未知的命運，心理上還處於極端焦慮惶恐，反倒是妻子先鈴就一再堅定的告訴我：「你一定會沒事！」果然，經過這些日子的化療與休養，身體慢慢痊癒了。我後來問她，「你難道不擔心我就這麼去了嗎？」她眨著大眼睛說，「怕呀！怎麼不怕！可是你看，你都已經這麼緊張難過了，我如果再不堅強，沒有穩住，我們這個家不就垮了！」也多虧了她一開始就那麼堅定而正向的支持我，我的復原情況超出很多人的預期。

就像星雲大師說的，正能量是最有效的藥。培養正面思考的習慣、累積正能量，就要多做讓自己快樂的事情、用正面的語氣說話、多接觸正面的人。當我們聽到可信的正面消息的時候，身體自有其不可解之奧妙會自我修復。

最簡單的例子就是一九五五年，由畢闕（Henry K. Beecher）提出的安慰劑效應（placebo effect）。二次大戰時畢闕被徵召當軍醫，有一次手術遇上麻醉劑用完了，不得已只好用生理食鹽水取代。讓他震驚的是，不知情的傷兵在注射後，居然真的止住了疼痛，停止哀嚎。這個特別的經驗讓他在戰爭結束後，開始投入這個研究，最後發表了著名論文〈強力的安慰劑〉。

他主張病患在服用安慰劑後，會因為心態與自我暗示讓身體分泌舒緩症狀的物質而發揮療效。如果病患對醫師有高度信賴，好轉的效果會更明顯。

受此影響最大的是後世的藥廠，現在開發新藥，一定會使用安慰劑做對照試驗。服用新藥組的人比服用安慰劑組的人，在症狀上必須有明顯改善，新藥才算有效，以免安慰劑效應誤導結論。

心誠則靈，正面思考

這不就是我們中國人常說的「心誠則靈」嗎？你相信一件事，它才會有效。你自己真心相信，它就有可能透過某種科學仍無法解釋的機轉出現，產生正面效果。我們不如這樣想，人類對身體的奧妙到現在可能有九十九%都還是搞不懂，沒辦法用既有的科學知識來解釋，但不懂得原理沒有關係，我們還是可以先掌握這個效應來自助，做正面應用。

正面思考跟「吸引力法則」的原理相似。研究者認為，思想是先於物理存在的，我們想的每件事情、說的每句話，都在給身體暗示；正面思考會帶來正面的結果；反之亦然。除非我們把抱怨的心態，轉化為感恩的心態。把注意的焦點，放在擁有，而不是沒有或失去的部分。培養正面思考的習慣，可以從這三個方向著手：

1. 自我心理建設、用正面的語氣說話

比如像我得了這個癌症，剛開始的時候，完全搞不清楚是怎麼回事，自己嚇自己，最苦、最慌的就是剛發現的那段期間。幸好，一方面因為我有許多充滿正能量的好朋友，把我推薦給可信賴的醫療團隊，唐季祿醫師除了讓我可以很安心把疾病交給他們，而且更給我理性的建議，指點我認真讀醫學報告，做了很多功課，知道淋巴癌存活率其實滿高的，治癒率也高，讓我大大振奮起來；

此外，我也經常給自己正面的例子，告訴自己像李顯龍也得了淋巴癌，現在也治癒得很好等等。多跟自己講這些正面的話，鼓舞自己，對於痊癒也就愈來愈有信心、有鬥志。

有一派專家強調，不僅心情影響病情，信心也是。尤其主張生病的時候要常跟自己的身體對話，「一方面跟身體誠心懺悔，一方面承諾改過自新，給身體良善的生存環境。」如果你覺得有點道理，不妨可以這麼試一試。

2. 多做讓自己快樂的事

人在無助的時候特別容易胡思亂想，而正面的思想可以安定身心，不管是禪修、打坐、和自己的身體對話、順勢療法、另類療法，只要你覺得這個方法有益，都是好的。

開心、大笑那真是萬靈丹。很多行為學派研究都同意，樂觀開朗的心態往往會給人帶來好運與健康，花一點時間做你自己喜歡的事，聽喜歡的音樂、看喜歡的電影，把歡笑與快樂帶進你的生活，感受生命的美好與恩賜。

3. 多接觸正面的思想、正能量的朋友

說來幸運，我的家人朋友都好正面，例如肯夢的創辦人朱平先生，就是個特別具有正能量的人。他常說，先改變自己，讓自己成為漣漪的中心點，成為正面積極思考的人，漣漪的效應

就會發生，這社會、世界也因此改變。有次，我們聊到這場大病「像個當頭棒喝，疾病是我的導師，」我說。

朱平卻回答我，「不，開復，生病是一種 blessing in disguise，一種偽裝的祝福！這個病，讓你認識以前不會去認識的新朋友，比如我；讓你有時間多回家鄉，和家人團聚；也讓你離開過去所做的事情，跟過去有點距離，好把東西看得更遠、更深。」被他這麼一說，忽然覺得我這場病好有價值了，不是嗎？

正能量其實像存款一樣，你若是能在生活中，點點滴滴的累積，相信一定會給你無比的氣力，幫助你從疾病的困頓中，找到康復之路。

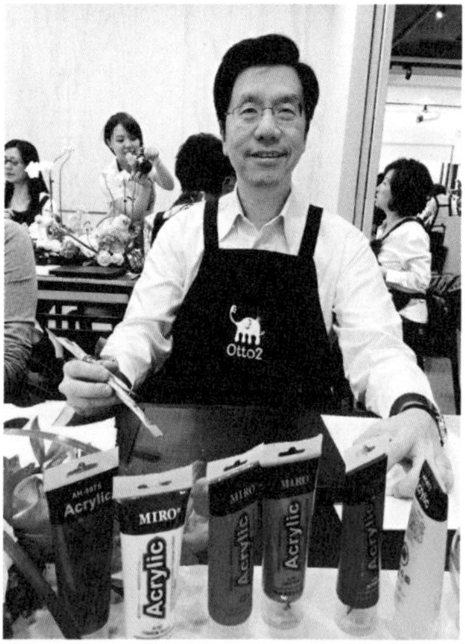

做讓自己快樂的事，參加台中 Otto2 的藝術體驗營。

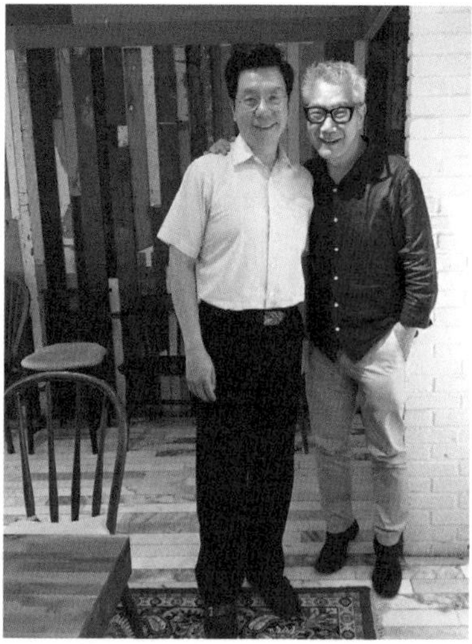
我的新舊朋友許多都是渾身正能量的，朱平就是一例。

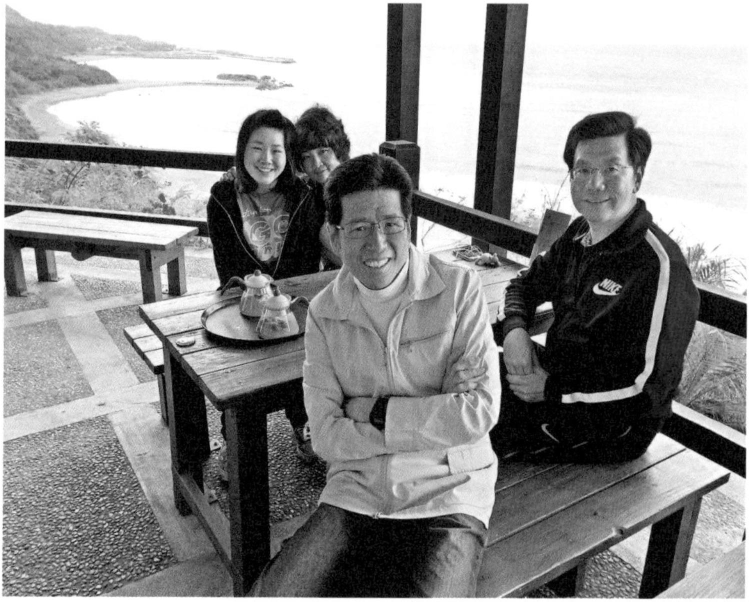

充滿正能量的嚴長壽先生帶我們去了一趟放鬆的台東之旅。

08 幽默感是我的良藥

我的小女兒德亭曾引用一個數據：「一個笑只拉動十七根筋，但是愁眉苦臉至少要拉動四十三根筋。你想選哪一個？」有位網友幽默地回覆說：「抬起手臂打一耳光，只要拉動八根筋。」

其實我發自內心的認為，幽默是我們李家的家風，我頑皮的天性自幼就不時展露，詼諧搞笑的個性更在美國的自由環境中，如春風野草般得以盡情發揮。

由於臉書有翻譯功能，所以我的很多美國朋友也能讀到中文內容。有一次我寫了一篇初中學英語的故事，一位很久沒有連絡的初中同學就留了另一個連我自己都忘了的頑皮事蹟。他說：「我記得當時在教會學校，有一次老師要開復教我們講中文，他趁修女老師不注意時，教了我們中文的各種三字經……。」

那次的玩笑大概是開得太過火了，我就選擇性的把它給忘了。只是，江山易改，深植在我基因裡的老毛病還真難改，長大之後雖然稍有收斂，一有機會，隨手拈來一個鬼點子，開個謔而不虐的玩笑，把好朋友戲弄一番，自娛娛人，常有料想不到的效果。

記得念大學的時候，一位同學對寫程式不太在行，請我幫忙，我假裝不答應，等到他打開電腦準備自立自強時，電腦卻出現一行字——「電腦故障待修」。可是功課迫在眉睫，他只好繼續奮戰。好不容易寫好了一半，一按存檔鍵，電腦又跳出一行字——「電腦故障，你的檔案全部遭到刪除。」等到他氣急敗壞準備關機退出時，電腦再出現一行字——「傻子，功課已經幫你做好，放在抽屜裡。開復。」這個朋友從此與我交情一直很好，始終不渝。

世界唯一的惡作劇爸爸

耶魯大學的研究發現，「笑」的感染力超過所有其他感情，人們總會反射式地以微笑回報微笑，而開懷大笑更能迅速創造輕鬆的氣氛。此外，幽默的笑也能促進相互信任，激發靈感。

很多同事剛開始都以為我很嚴肅，一起工作久了，逐漸發現我是個很愛開玩笑的人，就常會跟我分享生活點滴。有一次員工大會之前，一個年輕男同事跟我抱怨：「太太生小孩後，當爸爸的就很辛苦。」我安慰他說：「沒問題，我可以幫大家想辦法逃避勞動。」他興奮的湊過來想聽我有什麼祕方，我故作神祕的說：「最大的祕訣就是要讓太太餵母奶，這樣你就可以很無辜的說：『我也想夜裡起來幫你餵奶，可是我愛莫能助啊！』」

二〇一五年我接受陳文茜的訪談，事後她形容我：「李開復人生態度裡仍隱含著頑劣童真，與經過病痛洗禮之後雍然自若的風度。」比起電腦伺服器，她算是一針見血看到我的真實面目。

我的頑劣童真性格讓我在當了父親，有了兩個女兒之後，還帶著她們打惡作劇電話、拍搞笑

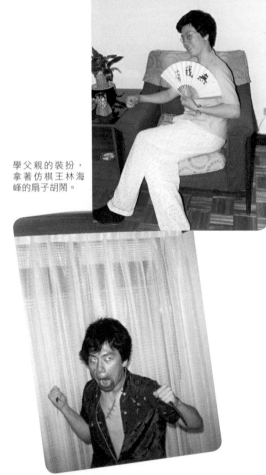

學父親的裝扮，拿著仿棋王林海峰的扇子胡鬧。

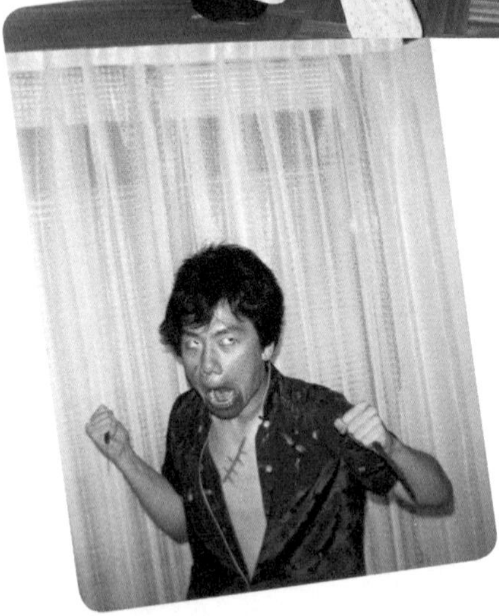
從小就愛調皮搞笑，模仿殺人犯造型逗母親。

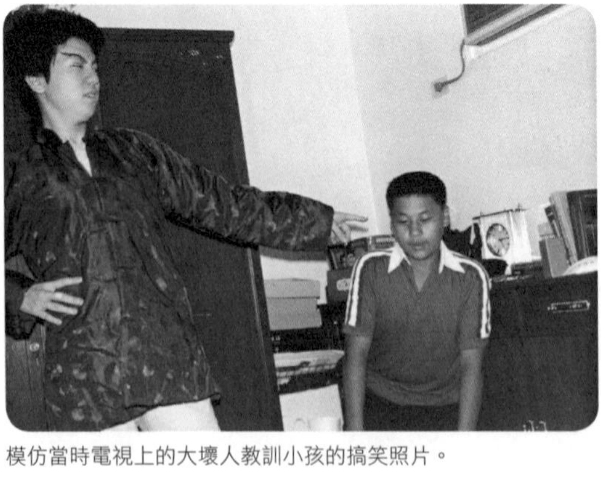
模仿當時電視上的大壞人教訓小孩的搞笑照片。

照片。我們父女三個以前時常玩的搗蛋遊戲，就是趁媽媽不注意時，亂發搞笑訊息給她的微信朋友。有一天，孩子的大阿姨就打電話來質問先鈴：「妳無聊，為什麼發這個訊息給我？」

先鈴還搞不清楚狀況，結果一看手機，她的朋友都收到一則訊息：「你的屁股好大！」

德亭就曾經用半是開心、半是得意的口吻跟我說過：「爸爸！你大概是全世界唯一一個會帶著小孩打電話惡作劇的爸爸！」

但跟家人玩笑開多了，難免會踢到鐵板。就在我的化療結束，確定癌細胞已清除乾淨，要抽取幹細胞做冷凍培養的前一天。由於要先在鼠蹊部置入導管，以備連結血液分離機和蒐集周邊幹細胞。二姊和姊夫以及先鈴在病房外的客廳等候，局部麻醉後的我則躺在病床上昏睡。

噴血不忘拍照

模模糊糊間，我大概是感覺到了不對，忽然睜眼一看，發現怎麼身上紅豔豔的一大片，全都是血，立時驚聲尖叫：「噴血了、噴血了！你們快來啊！」

沒想到，沒有一個人理我，反而傳來陣陣笑聲，一點不像病人家屬。我的血繼續汩汩流出，褲子和床單都被血浸透了。我用手拚命想按壓傷口，叫喊得更大聲、也更淒厲：「求求你們，真的噴血了！」

只聽見先鈴朗聲說道：「五姊，我們別理他！他整天瞎搞惡整，一定又是在那裡惡作劇！」

「真的啦！拜託，這回是真的啦！」我又氣又急，簡直快哭出來了。

大概是我的聲音裡真傳出了幾分恐懼，他們三個齊齊出現在我面前，先鈴一看我滿身的血，大驚失色，趕忙奔出病房去找人幫忙。五姊和姊夫也急慌慌的一個去抽衛生紙，一個趕快拿毛巾。醫護人員很快趕來，我的緊張和恐懼隨即鬆懈下來，趁醫護人員還沒動手清理，「趕快幫我拍照！」我跟先鈴說。

先鈴瞪我一眼：「拜託！什麼時候了，還拍照啊！」

不容分說，醫護人員七手八腳解開我身上的紗布墊、把剛剛裝上的導管拆下重裝，那個重要的歷史鏡頭就這樣錯過了，遺憾啊！忙亂一陣，最後只剩一位值班護理師在收拾善後。

值班護理師一邊忙、一邊問：「聽說剛剛李先生叫了半天，也沒人理他？」

「是啊！她們好狠喔！只管自己聊天，不管我的死活！」先告狀先贏，我趕快把話搶過來。

「誰叫他平時愛開玩笑！」五姊趁機修理我：「放羊的孩子，最後吃虧了吧！」

「就會嚇人！誰曉得你真的、假的！」先鈴也白了我一眼。

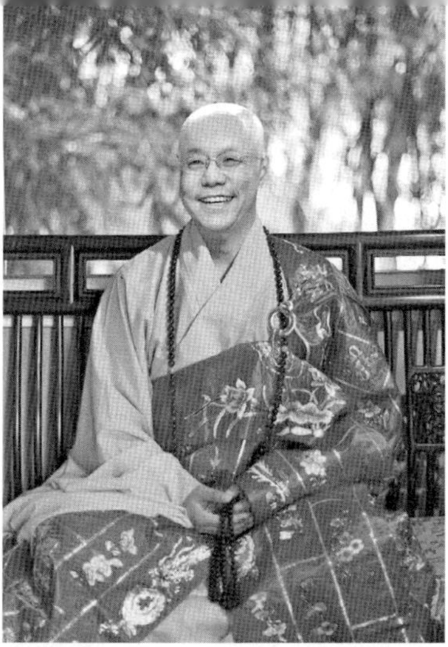

據說化療會落髮，網友幫我影像合成禿頭的造型。

我的一場災難，反而讓她們有機會翻出一堆我的舊帳，真是天何言哉！天何言哉！不過，既然她們扯開來抱怨了，就讓她們抱怨到底吧！反正我也不否認，我從小就是愛捉弄人的搗蛋鬼，這場災難，算是我自食惡果，真怨不得她們。

不管怎麼說，我自己知道，當我在病床上還能夠不忘開玩笑、找樂子，我的病就已經好了一大半了；至少這意味著從前那個充滿幽默感、愛玩愛鬧的我已經回來了。

而且，經過這麼一場跟疾病的近身搏鬥，我更確定，幽默感是我手上最鋒利的寶劍，未來，我大概會把它當成我的隨身護衛吧！這表示我將用「賞玩」的姿態面對所有的挑戰。當世間的一切都可以當作是我們在人生遊樂場上選擇的一場遊戲，那就肯定會開開心心一路玩到底。

我常想，我的治療與復原狀況可以進展得如此順利，除了感謝台灣有最棒的醫療團隊給我支持，以及家人對我的悉心照料，我天生的樂觀和幽默感，大概是我在生死關頭、命懸一線時，一次又一次的引領著我走出困境、發揮自體療效的一帖良藥吧！

第五部

家人，教我懂愛

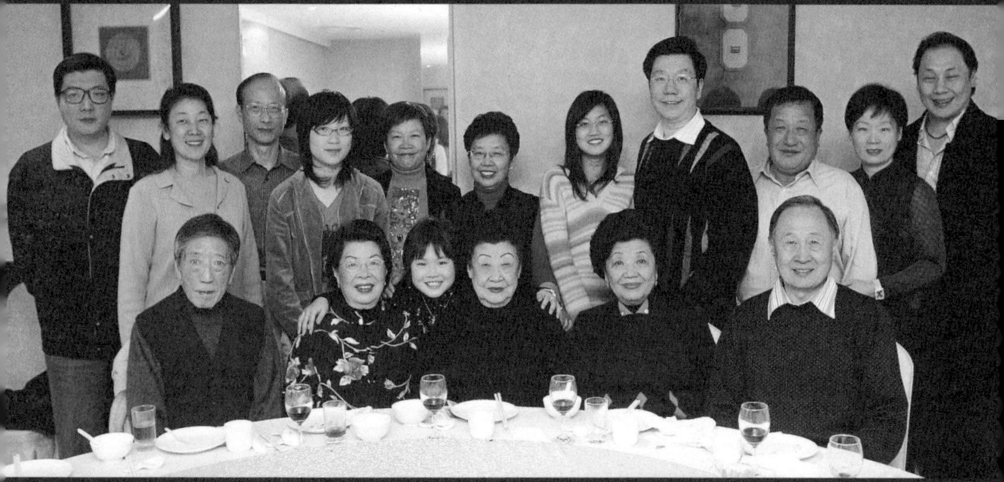

01

追隨父親

回想起來，父親的中國情結像一條無聲的溪流，注入了我的價值觀，影響了我的人生。

我的上面有一個哥哥、五個姊姊，年過半百的父親老來得子，但他在世時我並沒有特別感受到他的愛。印象中的他，總是伏在案前振筆疾書，像頭老牛似的勤奮不輟。

父親倒是常設法跟我親近，比方說趁我上學時陪我走一段路，雖然一路無語，我只顧自己半跑半跳、一路踢著石頭玩；他知

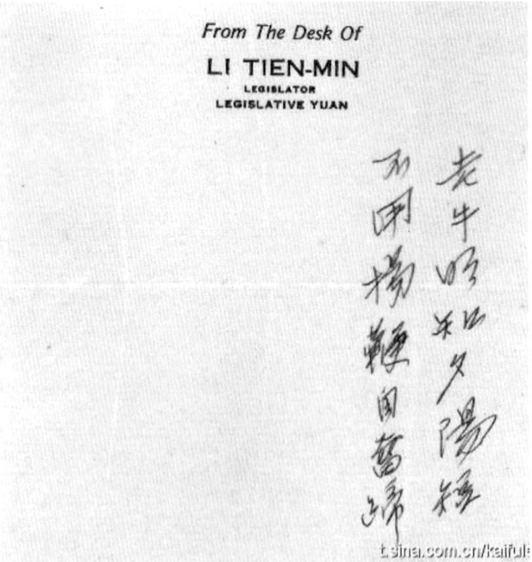

姊姊自父親抽屜翻出的字條，原來父親一生勤奮以老牛自勉。

道我喜歡看電影，常選了片子帶我去看，只是常都挑到我並不喜歡的電影。

我十一歲赴美，跟父親相處的機會就更少了。大約有七八年的時間，母親每年會抽半年到美國來陪我，相較於父親，母親表達愛的方式是很清楚、很直接的，所以我在成長過程中對母親依賴極深，對父親則敬而遠之。

隨著年紀漸長，自己也當了父親，我才意識到父親的教育方式是很含蓄、很深刻的。他從不疾言厲色、也很少言語，但他的形象、作為，卻以一種日久天長、細水長流的方式，滲透在我的生命裡。

父親一生心繫家國，「大陸尋奇」是他唯一感興趣的電視節目；臨近晚年聽到老歌往往抽搐，難抑心中悲情。直到父親在世的最後五年，終於有機會回到老家四川，在祖母墓前，他幾度痛哭失聲；離鄉返台那晚，他取出一枚四川金石家刻的印章給我們看，看著「少小離家老大回」，還未開口，再度失聲痛哭。我終於看到他隱藏多年的情感，以及他一生魂牽夢縈、拳拳於懷的家國之思。

父親最後臥床不起時，我們問他是否還有未竟的夢想？他說：「寫一本書——中國人未來的希望。」他在病中曾夢見在水岸邊拾獲一張紙，上面寫著「中華之戀」四個字。

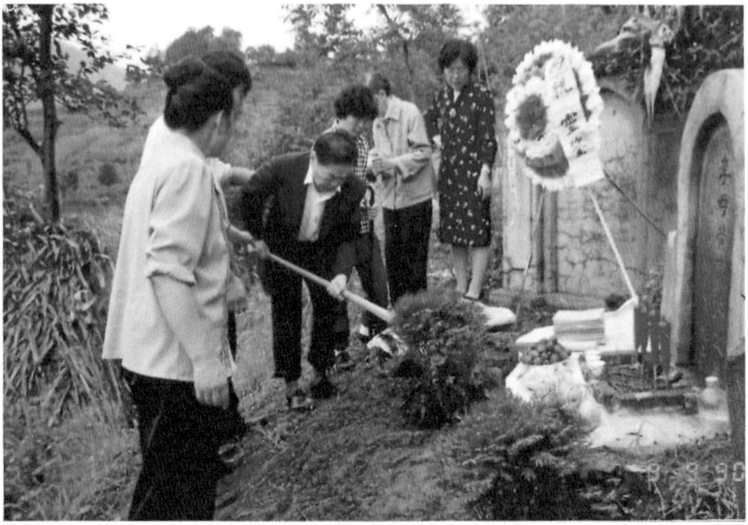

父親在世的最後五年終得返鄉掃墓。

以天下國家為己任

我在微軟和 Google 工作時，都設法爭取回到中國，很多人無法理解，我總說，那是父親的遺願，他一直希望我能夠回到中國貢獻所長。父親對國家之愛已非我們這一代所能領會，直到父親逝世，五姊在週年忌日以長文〈治學治事友情親情——我的父親李天民〉追悼父親，細數父親如何以一生之力，履行他對國家、民族的情感時，我才慢慢理解他那一代人從顛沛流離、多災多難的歲月裡提煉出來的故國情思。

我的情感無法像他那麼濃烈，畢竟他所經歷的悲歡離合，我沒有經歷過；我成長在美國，一個開放自由的環境，所以我真的無法想像，在那個離亂的時代裡，一個懷抱理想的知識份子，會這樣滿心裡只想著把自己的才能、見識貢獻給國家社會，以天下國家為己任，將個人死生榮辱置之度外。然而，我確實在父親身上看到了，他的一生就是這樣。

父親十三歲從軍，勤樸治學，志向遠大，還是鄉里宗親集資出錢贊助，讓他乘船留學。一九四七年行憲後第一屆立委選舉，父親在西區以最高票當選。來台後，父親對官場文化有很深的無奈與厭惡，故而將全副精力轉移到中國近代史的研究，潛心收集資料、詳細分析。

一九八四年起，他接受政大國際關係研究所東亞所的聘請，在碩博士班開中共黨史的課，直到過世那年三月才辭去教職。

父親待人非常的謙和、謙卑，對學生尤其好。比如他自己平時很儉省，卻常常會招待這些學生去最舒適的咖啡館，吃蛋糕、喝咖啡，研究史料、討論史觀。要知道在那個年代，這一份點心可能都是家裡一整天的餐費。有時我回台灣看他，他一下午都不在，我就知道父親又去見他的學生了。

後來父親過世後，他的幾個學生跟我談到父親，幾乎都是熱淚盈眶的說：是老師一生對學術研究的熱情，還有對年輕後輩的關懷與提攜，讓我決定投身研究中國近代史！他們告訴了我很多父親做為一個老師，是怎麼的治學、帶學生，又是如何的無私、慷慨引導他們，幫助他們。

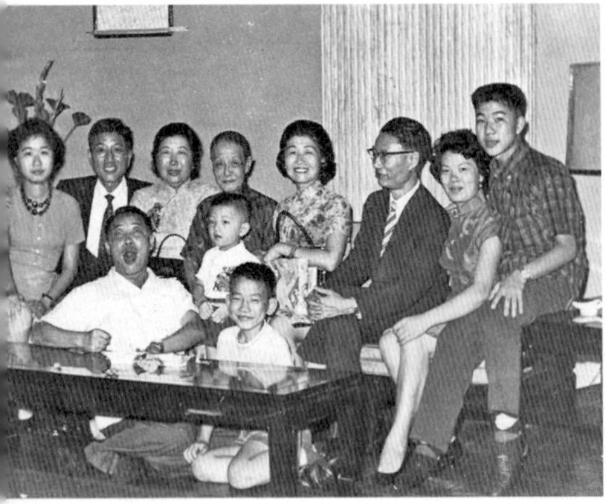

父親一生謙和，受人敬重，尤其受學生愛戴。

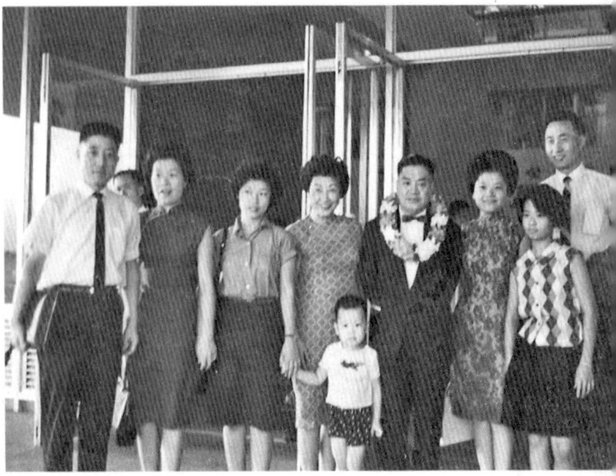

全家送爸爸出國做訪問學者。

父親多年來對中共黨史上幾位重要人物一直保持一份史學家的高度興趣，六十歲後陸續出版了《劉少奇傳》、《周恩來傳》等，有的還有英、日文版。這些書籍在香港出版後，流通量雖然不大，卻也在大陸地區遭到盜印，可見他的觀點是超越黨派的。

父親的好友、前哈佛大學燕京圖書館館長吳文津先生形容父親：「他的寫作毫無八股氣息，立論都是有事實和資料的根據。他精於日語，看英文資料比較吃力，但是他決心苦學，也打下了一些根基，我非常佩服。」

父親五十多歲申請到史丹福大學胡佛研究所進修一年，那時候才開始勤學英語，聽、說、讀、寫，全力以赴。我一直強調年輕人要有國際觀，有機會就爭取出國留學，而且要設法融入當地社會，這便完全是承襲

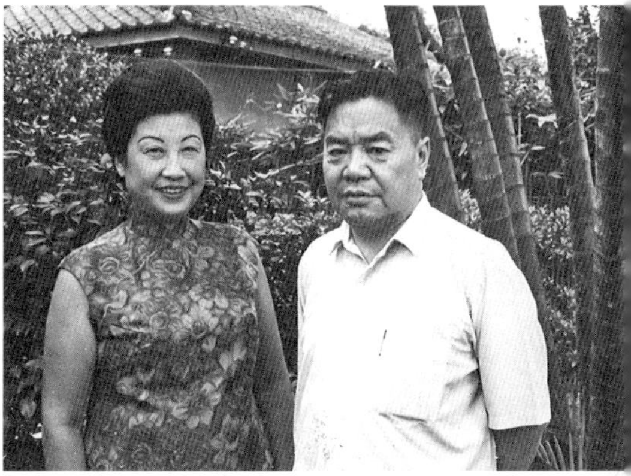
父親、母親在我童年時的院子前留影。

了父親的觀點。

父親雖然心繫國家民族，但他認為，這個時代的優秀人才應該考慮離鄉，在異地更先進的教育體系下接受異國文化的洗禮，然後才能大放異彩，以更為深闊、恢弘的視野，對國家社會做出貢獻。所以他鼓勵我們幾個孩子出國，也鼓勵我們留在國外生根發展。我想，這是因為他對中國近代史有全面的理解，而且，也對於正統儒家的「天下」思想，有了極為深刻的體會。

有容德乃大，無求品自高

父親一生清廉、謙和，我們從來沒聽過他口出惡言，就連臨終體弱，還不停向身邊照顧的人道謝。病中問他最懷念的享受是什麼？以為他會回答美食或旅行，未料他不經思考即說「讀書」。我們又問父親，他一生最感安慰的是什麼，以為他會說他的研究工作，但他說：「你們七個。」我們不禁拭淚。

父親與國學大師錢穆先生互動頻繁，每年過年，一定前去拜年、請益。一九九〇年六月，錢先生不堪時任立法委員的陳水扁指控他霸佔公產，以九十五歲高齡，毅然搬離素書樓。那是一段粗暴、躁亂的年代，父親也曾受到類似的污辱。

那時父親是黨外人士口中的「萬年國代」，有一次赴立法院開會時，被民進黨員強拖下車，受了傷，到榮民總醫院急診。任職榮總的五姊趕到急診室時，父親卻只淡淡的說是自己摔跤跌傷了，直到第二天我們看到報紙才知道真相。

錢穆先生贈送給父親的墨寶「有容德乃大，無求品自高」，更是父親留給我的珍貴遺產。我發現，他們那個時代的知識份子，就是靠著很多內在的堅持，度過人間的種種不堪；而且愈是磨難，愈能砥礪內在品質的光華。過去幾十年，「有容德乃大，無求品自高」這十個字伴著我度過人生的高峰與低谷，在不同的階段，我的領會也不太一樣。

早些時候，我會覺得這十個字就像是一個垂暮的老人，在我耳邊絮絮叨叨說些不合時的觀念、想法。有了些閱歷之後，我突然從「有容」、「無求」之中，領會到人生與工作的不變法則。

直到那天，我散步偶然轉到慧濟寺，彷彿冥冥中有某種力量引導著我，把我一路引到父親靈前。思緒瞬間閃過，我才算是突然明白了這十個字所包含的力量，以及，這一路而來，包括我的

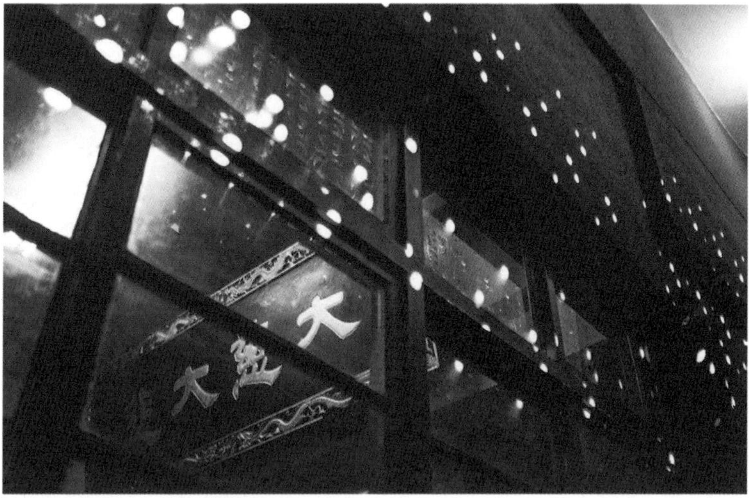

父親靈骨所歸的慧濟寺，恰好在我登山常往之路上。

病、我的種種遭遇，彷彿都有某種意義上的關連，把我一路牽引到父親靈前。

在我生病之後，把大學畢業十年來父親寫給我的每一封信都拿出來重讀，我才發現，他在每封信裡面都隱含了一些人生建議。他教我怎樣去做一個更好的人，不要為了一些沒有價值的事情讓自己太忙碌，做人要謙虛，千萬不能驕傲……，父親透過這些信，以非常溫和的方法來傳遞他的愛，而我是感知得太晚了。

幾年前，我去祭拜他，心裡都是想：「父親在天上看到了嗎？如果在，會對我多自豪啊！」我真的以為自己一路努力向上，就是在完成父親的夢想，達成他的期許，但是這一次的大病，我有了更多的反省。

永浴父親慈光中

我與父親雖然形影疏離，一再失去互相理解的機會，但我們畢竟血脈相連；冥冥中，也許是他看到我走岔路了，又或者，是他某部份的生命已經融會到我的生命裡，是我的深層內在覺察到我已偏離初心，所以我的身體「製造」了一場疾病，提醒我該停下來想一想，看看自己有什麼感覺？

我難過自己愧對家人，一心追求讓世界更好，其實在待人的修養上，做得遠遠不足。父親雖不曾說「開復，你應當如何如何」，但他用自己一生的言行舉止，作為我的典範和教育。在人生的許多十字路口他給予我強大的勇氣和決心，促使我選擇回到中國工作，幫助年輕人成長、創業。

深切回顧過往，一直為自己的成就感到驕傲的我，那天忍不住在父親靈前哭泣懺悔：「我對自己挺失望的！」我為什麼沒能更早更深的理解父親，他的助人是全然無求、無我，飽含著大愛。

隱約間，彷彿又聽見父親溫和的聲音：「希望你以後不要再讓自己失望了。」

我哭了一陣，當哀傷漸漸止息，氣息也漸漸勻和了，睜開雙眼、整整衣服，把糊了一臉的淚痕擦乾，恭恭敬敬行了三鞠躬，緩緩出了廟門。陽光猛的篩了我一身，我瞇著眼，心卻是透亮。繞過幾個有綠樹濃蔭的社區小公園，回到了家。

在那之後，只要走到那裡，我總會繞進去跟父親說說話。有時候，我會請他保佑我恢復健康，讓我有機會重新開始；有時候，我什麼也沒說，只是靜靜站著，沐浴在一片慈光之中。

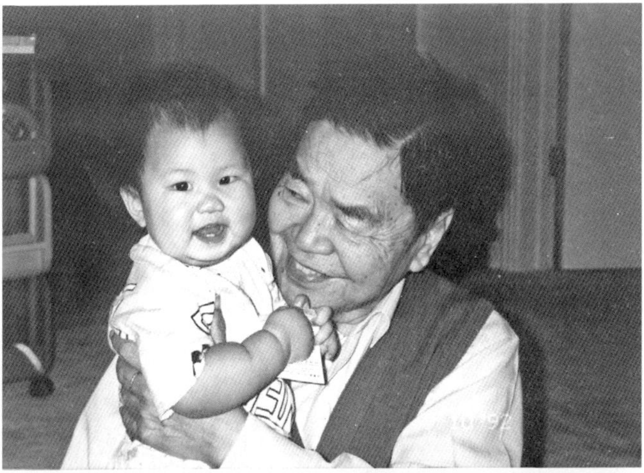

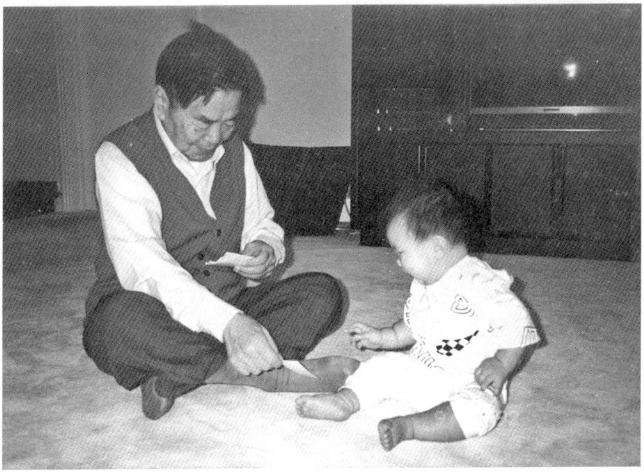

兩個女兒小的時候與父親的合照。

02 我的老小孩

一早起來，陽光燦爛，我才走出房門，沒想到九十幾歲的母親已經穿戴整齊，端坐在客廳。

「媽！起這麼早哇！」我上前摟住她，順勢在她額頭上親一下，然後膩著她，挨著她坐下。她喜歡這樣，我知道。

她被我鬧得呵呵笑。「你乖不乖？」她拉著我的手，輕輕打了一下。

「乖！我很乖！」

「你不乖，我要打你，臉過來。」

我把臉湊過去，她親了我一下。

「媽媽妳最乖、最乖了，妳是全世界最乖、最乖的寶貝！」我摟著她，極盡所能的奉承她，她滿布皺紋的臉上堆著滿滿的笑。

媽媽這幾年罹患了失智症，很多事情、很多人她都不記得了，她只記得逢人就問：「你乖不

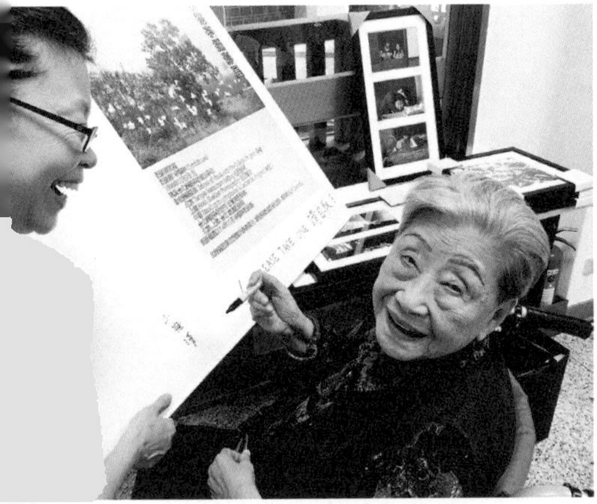

姊姊陪媽媽來看德寧的攝影展。

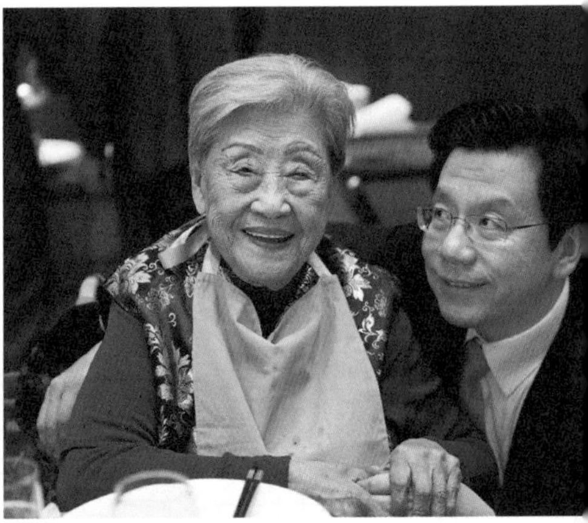

看著媽媽像孩子般純真的笑容，教我既心疼又寬慰。

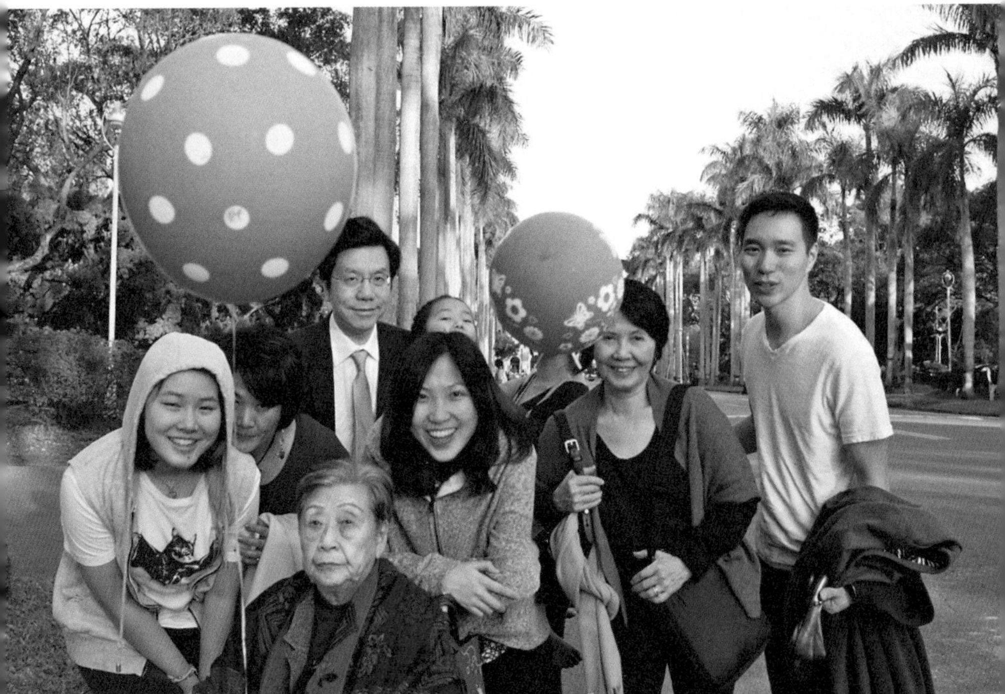

大家陪媽媽去台大散步。

乖？」「我乖不乖？」這大概是她這一生最在意的價值了，在一切都逐漸淡忘的時候，只有這句話牢牢盤據在心裡，從未遺忘。

乍聞罹癌噩耗決定返回台北那陣子，我就跟媽媽住在台灣大學附近，定時到台大校園和大安森林公園運動很方便。二姊住得近，只隔著兩條街，往來照顧十分便利。每天早晨，必定給我送一杯她親手打的有機蔬果汁，接著她就繼續陪媽媽，總是等到吃過午飯，照顧媽媽午睡後才離去。

看著媽媽像孩子般純真的笑容，我不禁想，這次生了大病，終於可以安安靜靜的待在家裡陪伴媽媽好幾個月，不知道能不能算是因禍得福。

從我十一歲到美國當小留學生開始，長年遠遊他鄉，不在父母身邊盡孝。從前忙於自己的工作，總捨不得請長假休息，一年如果能休五週的假，我大概只請兩週。多年來，只要有假期，我一定回台灣看媽媽，因此朋友都覺得我很孝順，連我自己也覺得這是我能做的極限了。生病之後，生命的無常感讓我學會分辨有限時光裡孰輕孰重，我才驚覺到過去很多做法只是虛應了事。過去我即使坐在媽媽身旁、陪她吃飯、打牌，可是心中還是惦記著工作；我不時會煩躁的看看時間、滑滑手機，看看有沒有最新消息傳進來……。

無限大的愛

媽媽一直是我生命中的女神，最偉大、最無私的女性。她十二歲從東北流亡到北京，六年後考上上海東南體育專科學校。一九四九年，父親隨著國民政府從四川先撤退到了台灣，在那麼動盪的時局，媽媽自己一個人帶著五個孩子，想出來沒有那麼容易，也不敢講。她一路從成都、重慶、廣州、香港，千辛萬苦抵達台灣和父親會合。

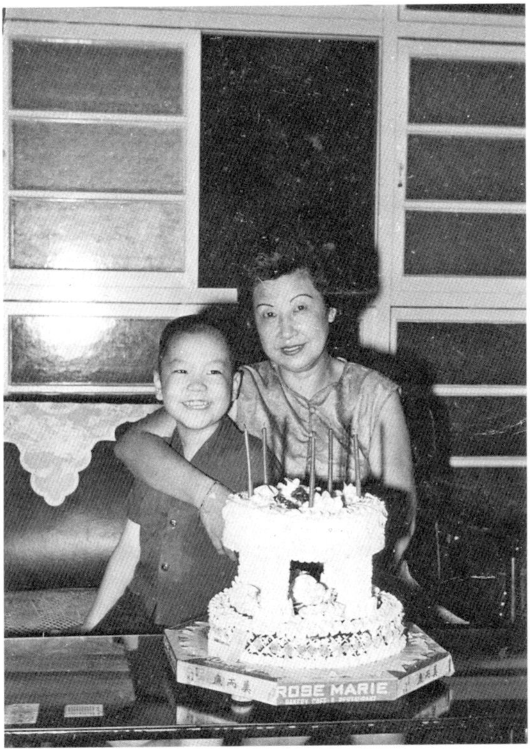

我是母親生育四個女孩後偶然懷孕得到的男孩，因此特別寵溺我。

一九六一年，四十三歲的母親意外懷孕，堅持要生下我。她這一生付出最多的，無疑就是在我身上。我是她生育四個女孩後偶然懷孕得到的男孩。因此自小視我若珍寶，宛如上帝給她一生最好的禮物。為了養育我、栽培我，她用盡了所有的心思和情感。

例如她因為高齡產子，奶水不足，為了給我足夠的營養，她每天強迫自己吞下好幾碗豬蹄燉花生。兩年後，我健康的長大了，她的體型卻再也無法回復到過去的纖細苗條。

我對小時候記得最清楚的還有一件事，我五歲時告訴父母：我不想讀幼稚園了！大部分的父母不是說：「不，我認為你應該繼續讀。」再不然就是：「你不該再讀了。」但我的父母卻把這個決定交到我的手上，他們明白的告訴我，如果考試過了，你就可以讀小學。

他們一方面跟我分析，如果你現在去上小學，可能是全班年齡最小的學生，與同齡的人在一起學習不是更好嗎？另一方面也跟我說，當然，你想越級去讀也可以，如此一來你可以更快學會，成長得更好。我很謝謝我的父母，從小就用這樣的方式教育我、信任我，大小事情他們都是講清楚利弊得失，讓我自己決定。

上小學時，我念的及人小學離家有五、六公里距離。雖然每天有校車接送，媽媽為了讓我每天早晨可以多睡一會兒，就專門雇了一輛三輪車來接送我。因此，我很小就有了自己的專車。

每天放學，媽媽一定風雨無阻來接我。每次放學看到媽媽，我都會高興得飛奔過去，把學校裡

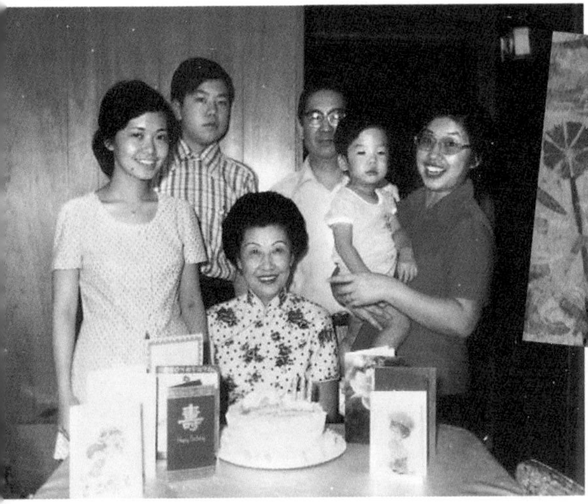

權威又幹練的媽媽像打造一塊璞玉一樣，精心教育我。

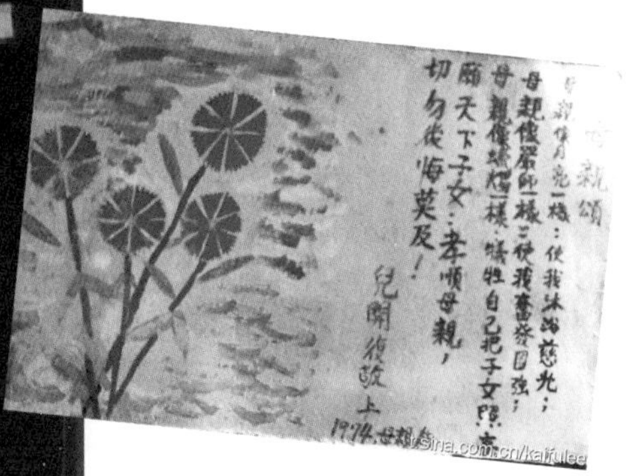
母親像嚴師一樣，使我奮發圖強；
母親像蠟燭一樣，犧牲自己把子女照亮
願天下子女：孝順母親，
切勿後悔莫及！
兒開復敬上
sina.com.cn/kaifulee

這是小時候母親節我送給媽媽的卡片。

發生的大小事情跟她分享。有一次我告訴她老師病了，沒來上課。第二天，細心的媽媽竟然親自煲了一鍋雞湯送到老師家裡。

除了在生活上對我寵愛無度，媽媽對我的很多淘氣行為也是很寬容的。現在大家看見我在公眾面前「一本正經」的模樣，大概很難相信我小時候是多麼無法無天。

小時候，我因為貪玩，晚上常常捨不得睡覺，有一天突發奇想，何不把家裡所有的鐘都撥慢一個小時呢？於是，我趁家裡沒人，把家中大大小小的鐘錶都撥慢了一小時。當晚，我也順利多玩了一個小時，心裡暗自得意。可是到了第二天，全家老小都被我害得晚起一個小時。上班、上學的，全部雞飛狗跳、手忙腳亂。姊姊們怨聲載道，恨不得把我掐死。

對於我種種頑皮的行徑，媽媽私底下也覺得好玩，所以她不但沒罵我，甚至還在嚴厲的父親面前幫我說話：「么兒還挺聰明的！」但是另外一方面，媽媽對我期望非常之高，我的成績稍有不如意，媽媽必會用最嚴厲的方法來鞭策我，罵我、打我，甚至把書扔到房間外面。

記得才剛上小學幾個星期，有個阿姨來家裡串門子。問我：「成績怎麼樣啊？」我洋洋得意的說：「我都沒見過九十九分長什麼樣子！」沒想到才誇下海口，第二次考試就得了個九十分，而且跌出了前五名。看到我的成績單，媽媽二話不說，抓起竹板就把我痛打了一頓。

我哭著說：「為什麼要打我？」「打你是因為你驕傲、自大，你說『連九十九分都沒見過』，那就給我每次考一百分！不只要好好學習，還要改掉自大的毛病。懂了嗎？」

權威又幹練的媽媽像打造一塊璞玉一樣，精心打磨我、教育我。直到我自己當了兩個孩子的父親，我才漸漸明白，媽媽的性格裡有一種很特殊的素質，她很清楚一個孩子在成長過程中哪些該嚴管嚴教、哪些可以寬容放任。她在我塑成性格的年紀，教會了我什麼是嚴謹和務實，什麼是品行和禮儀，什麼是快樂和溫馨，什麼是忠孝和誠信。

媽媽對我的付出和犧牲，無疑是影響我一生最重要的人了。即便我自己做了父親，對家人子女的付出，遠不及媽媽為我所做的。比如在我十一歲的時候，她捨得放手讓我單飛，把自己的心頭肉送到那麼遠的地方，就為了讓我受更好的教育，成為更好的人！這得下多麼大的決心啊！

記得她送我走的時候，她知道跟我講道理可能也聽不懂，所以只交代了兩件事情。她說：「弟弟，你去了美國以後，媽就要求兩件事情，第一個要娶個中國人老婆，第二個，每個星期寫一封家書。」

本來還以為媽媽會交代我什麼沉重的家國大事，沒想到是這樣，我當場痛快的答應了。那時候為了節儉，還不是信紙往返，是用比較便宜的郵簡。每一封郵簡，我必須密密麻麻寫滿、寄出，然後，她再逐字的圈點、改錯寄回給我。媽媽用這樣的方式來確保，我到美國不會忘記了中文，忘記了家鄉。

媽媽為了照顧我，每年她一定抽半年時間到美國陪我念書。我的媽媽在台灣是個社交生活非常活躍的人，學生、朋友非常的多。但是幾十年前的美國沒有這麼多的華人，完全不懂英文、又不會開車的她，到了美國，等於是被迫離開自己的生活圈，整天關在屋子裡，沒有人可以說話。哥哥嫂嫂和我每天出門工作、上學，整天就剩媽媽一個人在家呆坐。

唯一的休閒就是看一個猜價格的節目，每天猜一球白菜價格是幾毛，一個杯子又是幾塊。她其

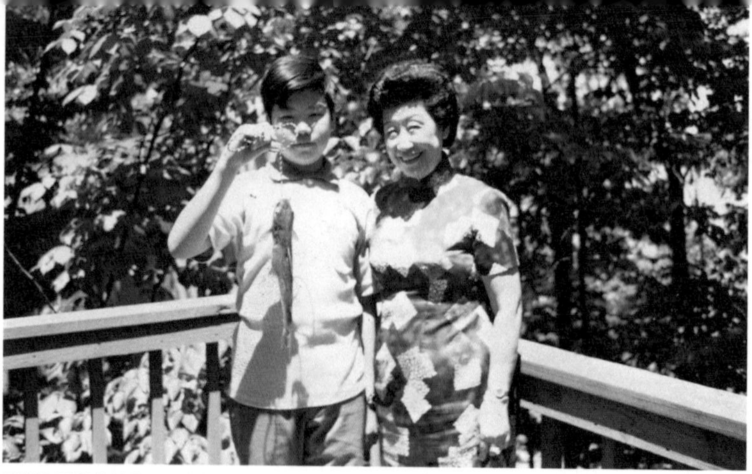

媽媽為了我的教育，忍痛把我送出國學習，並每年到美國照顧我半年，直到我十九歲。

實一句都聽不懂，只能憑節目效果看是誰猜對了誰猜錯了。有的時候她會說這個人長得滿帥的，我希望他贏；這個人看起來眼光不善，我希望他輸。

我們幾乎不能想像一個人怎麼會在五十多歲時，跑去一個語言完全不通的國度，放棄朋友圈，放棄每天有人幫傭、不用做家事的生活，掉到了一個每天要早起、燒菜、洗碗，唯一的寄託就是兒子放學回來和她說上兩句話。然後，在我碰到挫折的時候鼓勵我，見到我永遠是笑盈盈的。從我十一歲出國一直到十九歲以前，年年如此。

在我得癌症之前，人生最大的一次低潮，莫過於二〇〇五年和微軟打官司的時候。當時媽媽剛剛檢查出來有輕微的失智症狀，但大多數時候她的思路還是清楚的，打起麻將來，厲害得不得了，別說我完全贏不了她，陪著打牌的幫傭更是常常輸牌輸到愁眉苦臉、目瞪口呆，時時得靠我們給她接濟「賭資」。

官司剛開始時，情況看起來非常的嚴峻，謠言滿天飛。雖然很多都是子虛烏有的指控，完全沒有的事，但很多報紙媒體，不經過一點查證思考，擅自下了聳動的標題，把很多事情過度渲染、詮釋，甚至無限上綱到抹黑、汙衊我的道德價值。

即便我心中坦蕩，但面對這些沒來由的攻擊，說我完全不會煩憂，那是不可能的，然而當時我最擔憂的事情就是，媽媽已經這麼大歲數了，為什麼我這個兒子這麼不孝，還給她帶來這種種擔心？新聞天天這樣鬧，她每一天打開報紙看到標題又該是多麼的傷心！

但我的家人就是這麼愛護我，支持我，事過境遷我才知道他們私底下是多麼難過、掛念我（我真的非常幸運，有這麼多深愛我的家人）。可是最不可思議的，在事情發生的當下，媽媽一如以往的打電話給我、關心我，絕口不提這些令她牽掛、緊張的事，就只是跟我說：「弟弟，我知道你是最棒的，你要注意身體，一切都會沒事的。」

這麼簡簡單單幾句話，媽媽讓我知道她也知道我心裡會掛念她的掛念，所以她為了讓我不要擔心她，專注的打贏這個訴訟，她就壓抑了那些憂愁、苦惱，自己默默承受。我可以想像媽媽當時心裡是多麼煎熬，但是卻又這麼平和的跟我講了這些話。雖然我知道，一定的程度她是在安慰我，但也就像吃了一個愛心丸一樣，加上有先鈴幫忙，面對官司我慢慢也沒有那麼的煩心了。

寶寶在哪裡

養病期間，無所事事，我才慢慢體會到「養病」的「養」這個字，是要不急不火、慢慢等待的；生命中有很多時刻，不能用我們所知有限的「意義」來稱斤論兩。所以，我對於「浪費」時間在許多雞毛蒜皮的小事情上，愈來愈心安理得了。比方說，一整個下午陪媽媽坐在沙發上發呆，或者，一整個週末，跟姊姊陪媽媽打糊塗牌、拋接小皮球。

過去的這十多年，媽媽失憶的狀態一年比一年嚴重，我不斷告訴自己，反正一年就休這麼幾天假，大部分時間也都去看望母親，這樣也算是盡了做兒子的一份心。可是當我發現自己的身體狀況有問題，跟她同住，才有了時間更深思自己過去的作為，懺悔過去沒有好好孝順她、報答她。

雖然我現在沒有辦法跟她有真正的心靈溝通，但是最少我可以陪伴她，跟她一塊吃飯，買她喜歡吃的東西、小玩具。每一次見到媽媽，一方面難過媽媽有時會不認得我，總要旁人提醒她：「這是開復，是弟弟來了。」但又慶幸這樣的她便不會知道自己最疼愛的么兒，正在受病苦折磨，也不致再因我擔驚受怕。轉念一想，自己在人生最困難的這段時間，是和媽媽一塊渡過，還是有些欣慰：老天待我不太差。

我常想，那麼好強、胸懷大志的母親，終究敵不過歲月的侵蝕。她還記得自己當年的志向嗎？恐怕都不記得了吧！幾次送她去老人大學，我遠遠站著看她跟一群老人在一起，被年輕的老師領著伸展筋骨、玩遊戲，我的心情跟女兒小時候送她們上學是一樣的。九十幾歲的老媽媽，現在已經成

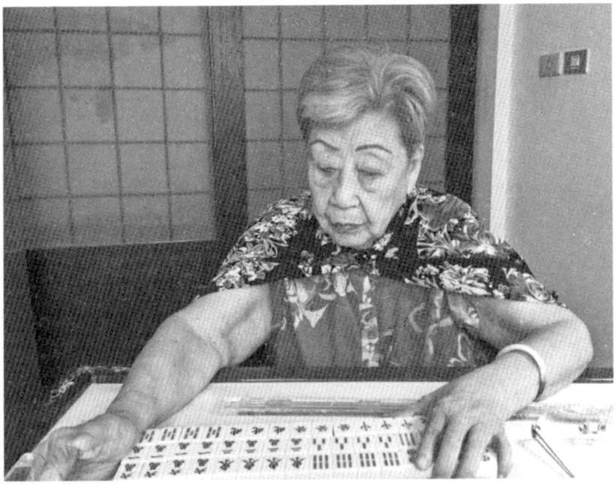

媽媽打的糊塗牌，把花打成一對了。

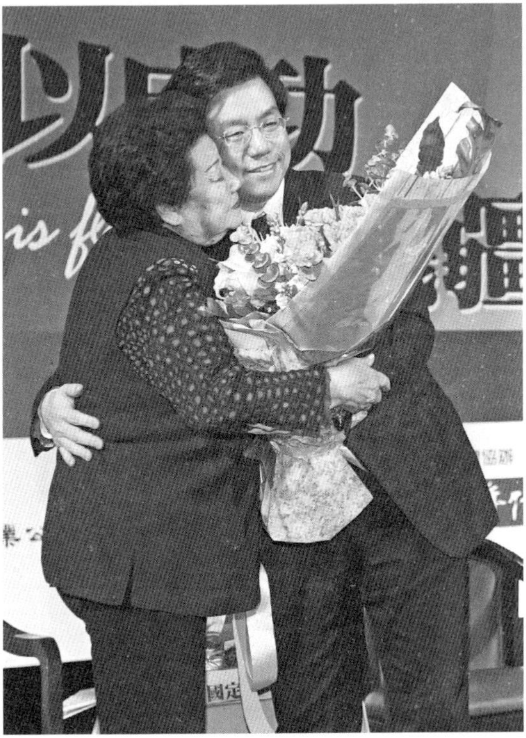

有媽媽堅定的支持和家人做後盾，讓我能安心的面對人生難料的起伏。

為我們的老寶貝了，我的老小孩！

在母親九十五歲生日的壽宴上，所有賓客無不讚嘆她依舊健朗的身體，大家也很難不注意到她愈來愈稀薄的記憶力；可是他們沒看到的是，在生命的輪迴中，她其實已經又再度成為一個孩子。小女兒德亭在壽宴開始前為祖母拍了一張相片，她抱怨兩腿發癢，我擔心她老是忍不住去抓，會把自己抓傷，所以我為她戴上大女兒德寧特地幫她編織的手套。

記得小時候我長水痘時，她也曾對我做過一模一樣的事。在我為她戴上手套之後，她馬上就忘了腿上的癢，用兩手矇住眼睛說：「寶寶在哪裡？」在我小時候，我也曾對她做過一模一樣的事。

我親愛的母親！我知道，她一定是非常、非常愛我，所以在她連自己的名字都忘了時，她還依然記得我們之間的小遊戲。

德亭帶著相機，在一旁守候著如今像小娃娃一樣隨時需要人照顧的老奶奶，她跟我說：「奶奶似乎把整輩子的記憶和一部分的大腦功能都喪失了，這讓人好心痛啊！」

我摟著德亭，跟她說：「生命的輪迴是非常奧妙的。我覺得奶奶並非逐漸失去記憶，而是在清除憂慮；她的心智不是在退化，而是在淨化；她不是在走向生命的落日，而是在走向明日的黎明。」

德亭轉頭看了我一眼，笑一笑，把我摟得更緊了。

我親愛的母親！寶寶在哪裡？我找到您了。您是一個即將再出生、再成長、充滿喜悅、無憂無慮的嬰兒。媽媽，我永遠、永遠愛您，不只在這輩子，更是在永恆的生命輪迴裡，生生世世。

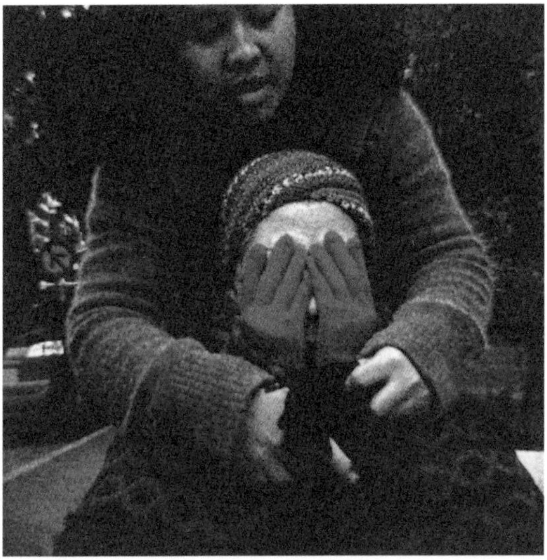

我為母親戴上手套之後，她便矇上眼和我玩起兒時的遊戲。

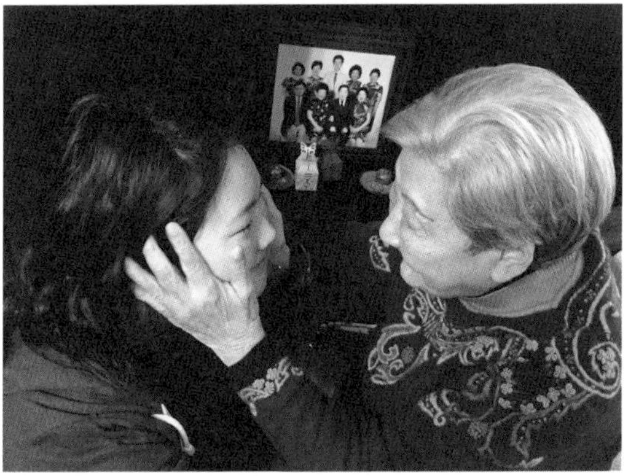

小女兒德亭和像小娃娃一樣隨時需要人照顧的老媽媽。

03 六位老天使

知道可能生病後的唯一一次訪談時，飾演賈伯斯的艾希頓·庫奇（Ashton Kutcher）問我：「你相信神嗎？」我是這麼回答的，也發布在我的微博上：「我並不是虔誠的教徒，但我相信神的存在，因為我相信世界的奧妙，不是科學可以完全解釋的。我相信與一些人的緣分和那種信任，不是友情、親情可以解釋的。我相信善有善報。我相信我們所有的遭遇，必有其道理。」

生病之後，我更相信天地之間有一種無形的存在，也許是人類的集體意識，也許就是所謂的「天地之心」，是一種宇宙意識吧！這些無形的力量，主導了世界的運行，讓世間的一切，在一個平衡、和諧的節奏之下緩慢開展、推進；因此，這個世界沒有絕對的善或惡，只是事物發展過程中短暫呈現出來的一個片段，必須用更高更遠的視野，才能看清事物的整體本質。

我自認還沒有那麼宏觀的視野，也必然還有某些不自覺的自我蒙蔽，但我愈來愈相信，人與人之間的相遇絕非偶然，親人、夫妻、子女的緣分也必有此生來世的因果，似乎我們是相約了來到這個世界，一起完成一個夢想，或是共同學習某一項功課。

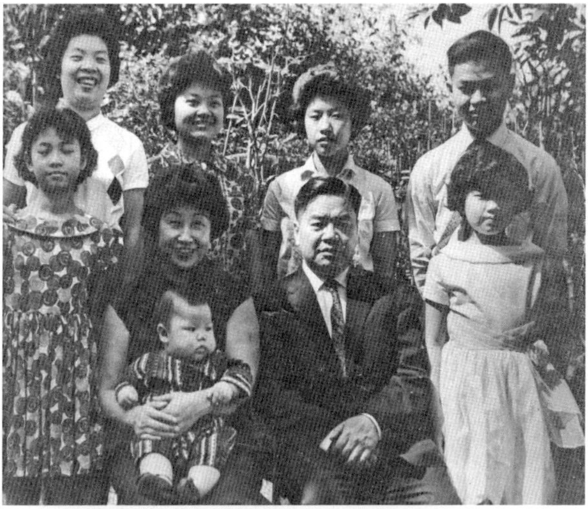

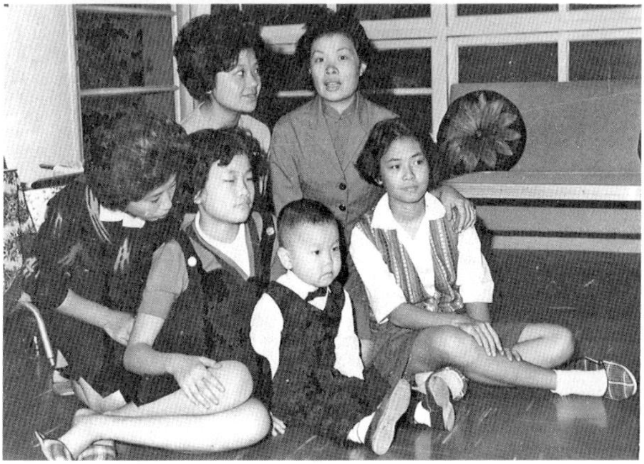

上圖是小時候唯一一張全家福，下圖是我跟五個姊姊的合照。

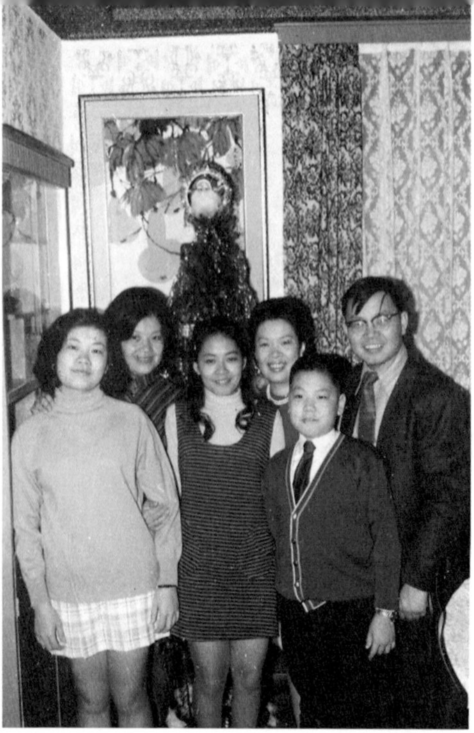
在哥哥家的聖誕節。

就像我的六個手足，就真不知道是何因緣，一位哥哥和五位姊姊像六個天使一樣環繞在我身邊，打我小時候開始，因為是父母親老來得子的么兒，雖然佔盡父母的疼愛，哥哥姊姊不但不嫉妒，還給了我無微不至的呵護、照顧。

就說五姊吧！打我一出生，爸媽對她的三千寵愛就全部給我搶過來，她不但沒怪我，還幫著媽媽照顧我，而我居然還不知好歹，在我十一、二歲時寫的第一部武俠小說《武林動物傳奇》，就把她徹頭徹尾嘲笑了一番，直到現在，我們都年過半百了，彼此也還時常相互調侃、取笑對方。

小說一開頭首先就言明：「書中人物雖為小說性質，但非虛構。」因為我把家裡每一個人都寫進去了，而且還各別安上了外號。為了加強效果，我還用說書的方式，把故事錄成廣播劇，配合敲打鍋碗刀叉增加音效，在晚飯全家到齊時盛大播出。逗得大家笑得東倒西歪。

我的大哥、大姊年紀大了我將近三十歲，在我十歲時，住在美國的大哥回台省親，便建議父親讓我到美國就學接受西方教育。我十一歲離家赴美，在哥哥嫂嫂的家裡一住住了六年。可以說如果不是大哥，我就沒有做小留學生的機會，也很可能不會是現在的我。初到美國時，全賴哥哥嫂嫂照料，對於他們而言，等於是多了一個兒子，而且是一個不識英語，卻要進入美國學校讀書的孩子。他們每天晚上，想盡辦法，教我英語，讓我能迎頭趕上學校進度。這六年的犧牲付出，是難以想像的。

用行動代替口語的關愛

有些人的關愛是嘴上說說，但我的姊姊他們一向都是直接用行動來表示。好比當年我和先鈴交往，五個姊姊一人出兩千，一共湊了一萬元給我做戀愛經費，就怕我追不到這個

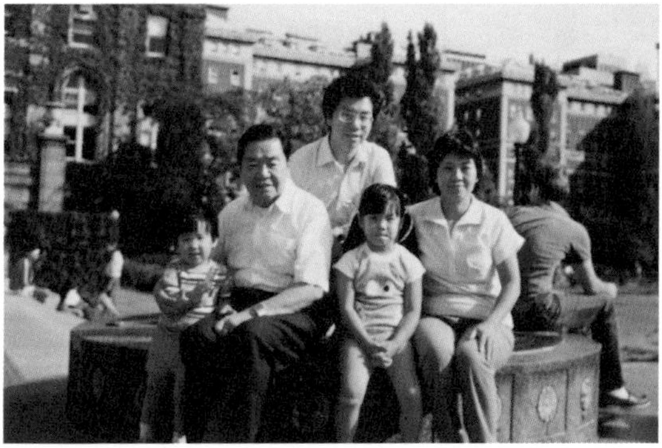

我的家人向來是直接以行動表示關愛，我當年到哥倫比亞大學就讀，他們還特別先來確認學習環境。

女朋友。他們的這種貼心、細膩，真不是一般手足容易想到的。

這些年儘管哥哥姊姊和我相隔千里，各有自己的人生前途，但距離並不影響我們的情感。一九八三年八月，我從紐約飛到匹茲堡，花了四百五十美元在校園附近租了一間房子，等待我的新婚妻子飛到美國和我團聚。當時，我讀博士的獎學金是每個月七百美元，付了房租之後，每個月只剩兩百五十美元生活費，日子十分窘迫。

打掃完剛剛租來的房間，面對家徒四壁的景象，我真有點不知所措。這時門鈴響了，我打開房門一看，天啊！我的四姊夫站在面前，他的背後是一輛大卡車，裡面裝滿各色家具和生活用品。「知道你有急用，我集合了三家的家具來支援你。」四姊夫說。原來，姊姊知道我生活拮据，也知道我不願意她們的金錢支援，她們就搜集了各家的生活用品，租了一輛卡車給我送過來。

我楞在門口，驚訝、感動得不知道該說什麼才好。等一切擺放停當，我發現我睡著四姊的床，用著三姊的衣櫃，廚房裡擺著五姊的電鍋。六位天使張起了溫柔的羽翼，讓剛剛成家的我，在風雨飄搖之際，把家安定下來。

我想，這一切都得要感謝我的父母。他們一生的行事給了我們最好的榜樣，又在我們七個兄弟姊妹還年幼的時候，就不停灌輸我們一個觀念，全世界和你最親的就是你的家人、你的兄弟姊妹。

父親把兒時祖母教給他的歌，又教給了我們，歌詞裡把我們七個兄弟姊妹比喻成在天上一起飛的鳥，一個家庭在一起飛，都要彼此照顧、彼此體貼、彼此諒解、彼此支持。

青天高　遠樹稀　秋風起　雁南飛
飛成一字一行齊
飛來飛去不分離
好像我姊姊弟弟
相親相愛手相攜
青天高　遠樹稀　秋風起　雁南飛
飛成人字兩行齊
飛來飛去不分離
好像我哥哥妹妹
相親相愛永不離

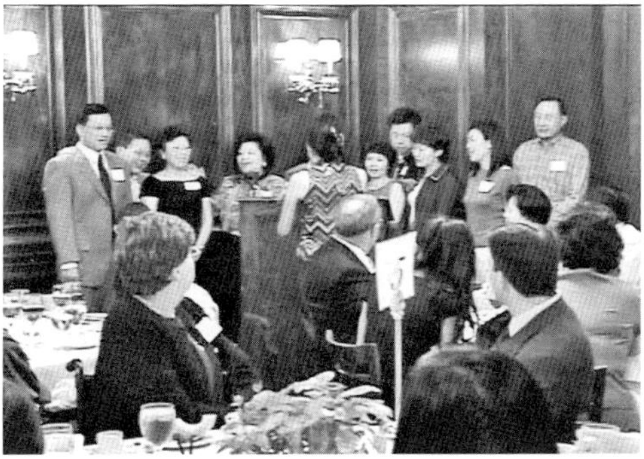

大家一起唱兄弟姊妹歌。

在我生病期間，幾位姊姊雖然各有家庭、工作，但她們卻動員全家，自動排班分工、一起照顧我，還用無盡的耐心，包容我在生病、治療期間變化莫測的各種情緒。

像是醫生叮囑我要全面調整生活、飲食，最難適應的是，我得從餐餐無肉不歡，改成盡量以有機蔬食為主的清淡飲食。剛開始真是不習慣，不管吃多少，整天都感覺是餓的，心理上也慌慌的。幸好大姊的廚藝甚佳，擅長將普通食材做成美味料理。從有記憶起，大姊就像是小媽媽一樣的，照料我們這六個弟弟妹妹。即便她自己正發著蕁麻疹，最是需要好好休息的時刻，為了讓正在化療的我能吃得下、早些恢復體力，親愛的大姊忍著膝傷四處奔波、採買，下廚，每一週都挖空心思，一定要為我特別做好吃的菜。我在病中的時候，每次看到大姊又送好菜來給我，就有一種特別的感動。我知道這是大姊用她自己的方式來表達對我的關愛。

有一天，大家正在為我的飲食挖空了心思，大姊打電話來說她做好了一鍋素羹，要我留著肚子吃。我一想，又是素的，心裡就有了幾分沮喪。沒想到當她端了一大碗到我面前，撒上白胡椒和芫荽的肉羹湯香味撲鼻，口感上也完全無法分辨葷素。我吃完了一碗、嚷著還要一碗，大姊得意的拍拍胸脯說：「你看吧！以後要吃好吃的蔬食料理，就看我的囉！」

在治療期間，因為大量用藥，口味一直在變，明明過去很愛吃的料理，常常莫名其妙看了就倒胃口。有一回，我剛打完化療，虛弱的躺在病床上。大姊在百忙中特地一早上市場去，買了最新鮮的鮭魚頭給我燉湯喝。那可是我從前最喜歡的一道湯品，可是，當她匆匆忙忙送到醫院，保溫提鍋的蓋子才剛剛掀開，我一陣止不住的噁心，衝口就大喊：「拜託！拿走拿走！」

大姊還沒搞清楚狀況，被我這麼一吼，手腳都慌了，一鍋鮭魚湯簡直不知道該往哪裡放才好。我心裡雖然覺得過意不去，也沒力氣說什麼。幾日之後，等我稍稍平復，跟她說抱歉，她卻笑著說：「唉呀！你不知道，那鍋湯最後便宜了你二姊和二姊夫，還抱怨好久沒吃到我燒的魚湯呢！」

第一次住院時，住在紐約的四姊、四姊夫剛好回台灣。他們堅持要到醫院陪我。那次雖然是腹腔鏡的小手術，但術後的疼痛還是很折磨人，半夜起來上廁所尤其不便。四姊夫除了到醫院來探視，還堅持晚上留在醫院照顧我。

我哪好意思麻煩他啊！沒想到他說：「我這人哪！走到哪兒睡到哪兒，睡在醫院跟睡在家裡完全沒差別。而且我還有個長處，一有個動靜馬上可以醒來，醒來之後倒頭又睡，除了我，你們誰能有我這個長處？」

看四姊夫說得認真，四姊也在一旁頻頻幫腔，我只好勉為其難答應了。我們平時各在天涯，很少有機會碰面，在這種情形之下，難免有些生分客氣，可是那幾個晚上，他幫我檢查傷口、夜裡維持警醒，手腳麻俐的起來陪我上廁所等等，男人照顧男人，確實是方便多了。而且，也真是難得有機會可以這樣聚在一起，我精神稍好時，和四姊、姊夫就天南地北的聊，簡直就像當年在宿舍裡擺龍門陣一樣，聊得高興忘我，我不僅忘了疼痛，他也忘了提醒我吃藥，哈哈！等其他姊姊來交班時，害他們被臭罵了一頓。

此外，二姊、姊夫每天都來看我，每天早上給我送一杯自己打的果汁，化療期間整整送了半年，一天也沒停過；而且一定要三十分鐘之內送到，以免氧化作用降低了維他命。除了果汁，他們還會帶來各種美味的蔬菜，還有開刀後喝的鱸魚湯。三姊遠在美國，她的專業就是幫醫師做血液分析、判斷，然後需要補充哪些食物或維生素，她都很清楚；所以她每星期都打電話來仔細詢問我的檢驗、治療報告，再給出具體建議。

從小節儉的五姊，以前常常得意洋洋的拎一大袋快壞的水果回家，還直嚷嚷說自己撿了個大便宜。爸媽也不好數落她這種「醜德」，逼得我們卻得從一堆已經發臭發爛的水果裡面，挑出還有沒有可吃的。

如今五姊是資深的心理諮商師，研究另類醫療多年，除了陪我上醫院，她還負責給我心理輔導，又幫我介紹很多的新朋友，引導我開始探索身心靈，更全面的去理解疾病的本質……

說起我那五姊夫，我也真是滿心的感激。從一開始到醫院檢查，到後來複診、看報告，常都是他跟五姊忙裡忙外的就近幫我張羅，也做我的司機帶我去做各種初期檢查，要不就等我看完診後陪我好好吃頓飯。

有一回，我剛做完大腸鏡，空腹餓了二十幾個小時，我真是餓扁了。五姊跟姊夫早就在附近一家餐館訂位點菜，可是才坐下來吃沒兩口，我的褲子竟然滲出血來，我整個人當場嚇呆了，心想一定是腸道裡的腫瘤被戳破了，趕緊回頭去找醫師處理。他們餓著肚子陪著我折騰大半天，一桌的好菜打包回家，滋味都變了。姊夫非但沒一句怨言，平時木訥寡言的他竟然說：「反正你姊姊平時也沒時間做菜，這下我可以飽餐好幾頓了……」

生病前四處奔波，只是恣意享受手足親情，以為是天經地義、理所當然，從未細想這些緣份是多麼難得。病中摒退外緣，專心面對自己，我才警覺到我何德何能，有這麼幾位如兄長般的姊夫，跟姊姊一樣無私愛護我；在我和大哥旅居海外時，他們又都能善盡半子之責，事事周全，代替我在父母面前盡孝，省去我不少牽掛。而我卻沒能回報什麼。

我知道，親人之間的謝意是不必言語、只存在心上的；而且，不論我有沒有表達謝意，我的老天使同樣會給我滿滿的愛。你說，如果我們是相約來到這個世界，我們的共同使命是什麼呢？我相信，天使之愛不求回報，他們是來點亮人間，到處散播溫暖、善意的，我也願意將我所領受到的溫暖與善意，盡我所能的散播出去。

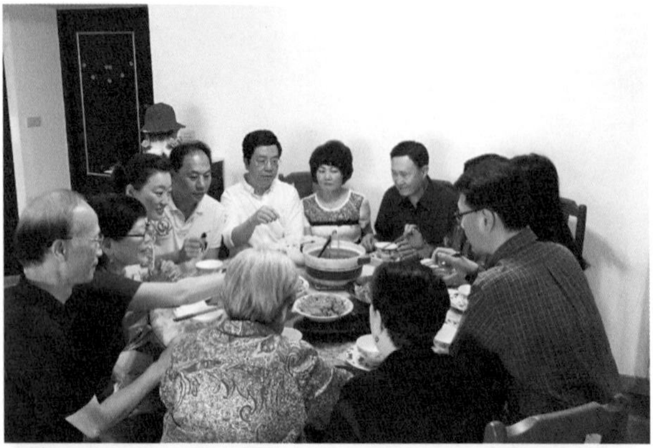

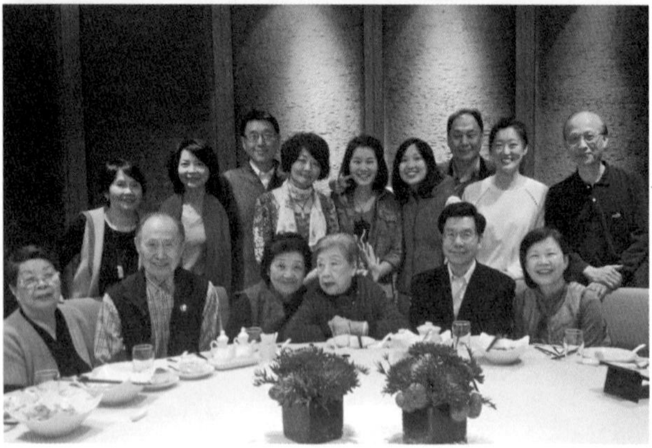

回到台灣後，我更懂得珍惜和兄弟姊妹聚在一起吃飯、談天的珍貴時光。

04 古之真人

二〇一五春節前，我結束長達十七個月的病假，重新返回工作崗位。我從台北出發，先飛往北京，再從北京飛到香港、新加坡和歐洲；一站一站去拜訪投資人，也順道去旅遊。

出發前先鈴幫我整理旅行箱，她若有所思的問：「你該不會又回到從前的生活吧？」

我從電腦螢幕裡抬起頭，深深看了她一眼，說：「不會！妳放心！」我知道她擔心什麼。過去，我常對自己的「高效能」感到自豪。比方說，我要求先鈴幫我把一套套的換洗衣物疊好裝入袋子裡，方便我隨時一抽就可以出門上飛機。我也曾在微博上說，我出差兩週都不用 check-in 行李，只需帶一個隨身行李箱，箱子裡裝上十六件襯衫，件件抽出來就能穿，從來不皺。

網友不信，我就再發一條微博仔細說明先鈴疊襯衫的祕方。後來我才知道，在我出發前一晚，先鈴為了幫我整理行李，熬夜忙到了三點，我真慚愧，只要我需要，先鈴隨時可以幫我解決類似的難題，讓我從最有效率的生活中提取足夠的支持力量，全力奔向事業的目標。

好幾次在病床邊，先鈴要我跟她再三保證，再也不過那樣的生活了！她說：「我希望我的一切付出都是在為你創造幸福，而不是為你創造效率！」她確實是一個善於創造幸福的人，而我卻「暴殄天物」，把她的慧心巧手浪費在幫我追逐效率。

不過，正因為有她的慧心巧手做後盾，我才能夠在人生的前半段，全無後顧之憂揮鞭馳騁在事業的疆場上。一九八三年八月，我還不到二十二歲，在我決定攻讀博士學位的時候，我就覺得應該要先把家安定下來，專心讀書。那時候我跟先鈴才認識不久，可是她卻讓我有了強烈的安定感，我知道她將是我一生最穩固的軸心力量。

畢生唯一願

剛結婚時，經濟非常拮据，全靠我那微薄的獎學金支付家用，勉強度日。因此為了存錢，我們租了間很舊的房子，自己刷油漆、買舊傢俱，湊和著住。後來發現那個房子有非常嚴重的鼠患，想想一個二十出頭的女孩每天在家裡想著要怎麼打老鼠，處理蟑螂……是怎樣的慘況！其實先鈴非常愛整潔，又從那麼舒適的娘家，遠嫁到美國，住在一個滿屋都是老鼠蟑螂的房子，更難得的是，她從來沒有向我抱怨這些事。她總是為著別人著想，為了丈夫的工作、孩子的學業好，一點兒私心也沒有。

我的每一次換工作、搬家，看起來都是一個非常華麗的轉身，找到一個更大的舞台。而且我要求自己，每一個工作都是今天辭職，明天新工作就開始，甚至要對外開個記者會，讓全世界都知道，我有更大的事業、更大的發揮、更大的影響力。而我從來沒有想到這對我的家庭，造成多大的犧牲。每一次，我把整個家連根拔起的時候，她們就失去了原有的一切，交友圈、生活環境無法繼續，全都得再適應。當我在建立人脈，認識更多的人，把事業發揮到更高層次的時候，他們卻得因此默默放棄一切，但是這麼多年來，先鈴毫無怨言，全心支持我的決定。

先鈴看來脆弱，但遇到重大事情時，卻顯得特別堅強。記得在微軟官司陷入膠著的時候，微軟指控我在《如何在中國成功》這份資料中引用的「不當資料」，是將微軟的內部資料公開。這個指控若不能提出證據反駁，可能將使我在官司中一敗塗地，我回到中國工作的願望瞬間會破滅，事業前途也將受到沉重打擊。

就在那萬念俱灰的時刻，我第一個想到的人就是先鈴。我在機場立刻撥了一通電話給她：「完了！」這是我當時說的第一句話。平時都是我當她的靠山，我是她的精神支柱；可是那時候，她不知道哪來的沈著、安定，她在話筒那頭一步一步引導我從慌亂中靜下心來，想想下一步該怎麼應

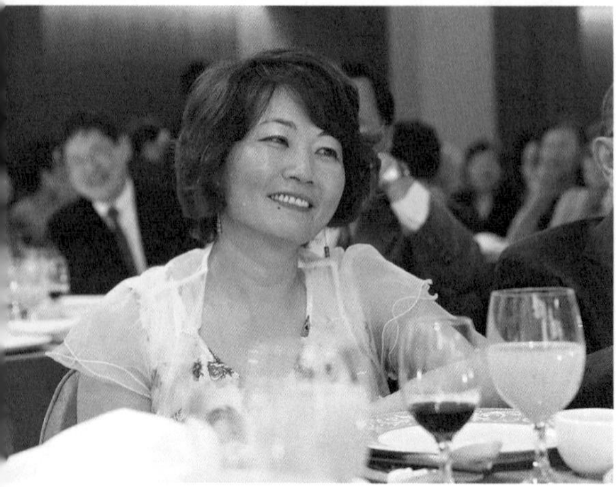

先鈴看起來柔弱，但遇到真正的大事特別堅強。

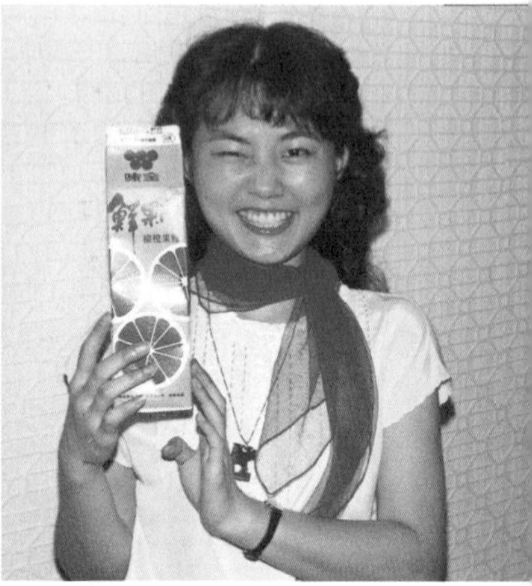

先鈴年輕時，跟我的外甥女一起玩所拍的搞笑照。

對、該從哪個方向找資料、證人證明我的清白。她當時出的一招，最後得到戰略性的成功。

正好當時家裡有一尊觀音像，被我不經意的和舊家具一起賣了。我們本來也不是虔誠的佛教徒，可是，先鈴認為佛像是不能送人的，尤其在我面臨了這麼大的官司和人生的災難的時候，這麼不經意的讓一尊觀音消失，可能帶來多大的麻煩。於是她憑著回憶一個一個的去揣想去處，支票一張一張的翻，電話一個個的打，全憑她一己之力，就把這觀音找回來了。

某天早上我到書房，看到觀音像下面鎮著一張紙，上面寫著：「觀音像『請』回來了，你就專心渡過這個事情，祂一定會保佑你的。」原來觀音像裡頭還塞有一張字條，上面寫著：希望丈夫事業有成，全家平安健康。就這兩句話演繹了她這一生辛苦的目標——全家安康，孩子平安長大，先生的事業能夠依隨其心發展順遂。我知道，她為了這兩個願望付出的非常多。

散播溫暖與愛的糊塗蛋

回想剛結婚的五年，我為了做博士論文，每週都只有半天或一天陪她，其他時候，我每天十七、八個小時的工作，於是在博士論文的扉頁，我感謝妻子對我無私的奉獻，無怨無悔的支持我、照顧我，我也許無法償還她所付出的一切，「但幸運的是，我有一生可以試著做好！」我這麼寫著。然而不僅那五年，她嫁給我的這三十二年來，不只是寫論文期間沒法陪她，之後我一直忙於事業，當我抽空陪他們的時候，也總是想著公事。我們結婚到現在也只有全家旅行過兩次。病中憶起過去的種種，我暗暗告訴自己，我的妻子及女兒就是我這一生的一切，從今起，我不再只把剩餘的時間分給她們，我要把她們放在我生命中最重要的位置。

第一次住院開刀時，雖然只是腹腔鏡的小手術，但因為是罹癌之後的第一次手術，覺得前程茫茫，心裡空蕩蕩的。雖然有姊姊、姊夫無微不至的陪伴照顧，但因為先鈐她必須留在北京陪伴還在上學的德亭，進手術室之前，我心裡就有一股說不出來的落寞，彷彿生離死別之際，卻看不到最親的人。即使在麻醉藥作用之下，腦袋昏昏沈沈，那種強烈的失落感卻特別清晰。後來，等我醒過來，姊姊們爭著說為了慶賀我手術成功，大家要合起來送我一個驚喜大禮，我怎麼也猜不出來是什麼？

記得那天傍晚，正是下班的尖峰時間，我躺在病床上，還帶著沉重的倦怠感，隱約聽到馬路上傳來的車陣人聲，想到自己被那種生氣蓬勃、氣吞萬里如虎的生活隔絕在外，心裡纏繞著說不出的鬱悶。然而，房門一推，先鈴那張笑吟吟的、我再熟悉不過的臉龐，就在一片歡呼聲中出現在我面前；像陽光一樣，一下子就將我心中的陰霾掃得乾乾淨淨。先鈴了解我喜歡意外的驚喜，特別費盡心思安排，果真讓病中的我備感溫馨，讓我永難忘懷！

所以後來，等到確診是濾泡性淋巴癌第四期，我必須經過至少半年的化學治療，以及長達兩年的標靶治療，我就要求先鈴無論如何都要守候在我身邊。我知道，只要有她在，一切都安定了！有句話說：「修己以安人，修己以安天下。」不看別人，光看先鈴，她就是活生生的一個例子。不只是照顧我，她的娘家父母姊妹，也都仰賴著她。她就像天使一樣，只要她的足跡走過，一切都安定了。

可是，像她這樣自然而然從自己的內在光明中散播溫暖散播愛的人，卻是一個標準的糊塗蛋。

我始終想不透，這兩種極端怎麼可以如此和諧的存在一個人身上？每次她做了傻事，我和兩個女兒就會說「so cute（真可愛）」。她剛開始還很樂，覺得我們在誇她，後來才知道我們是不懷好意用「密語」笑她。有時我跟女兒擠眉弄眼的嘲弄先鈴說：「媽媽怎麼那麼笨啊！」而她卻總笑嘻嘻的說：「人家我是大智若愚！」

她確實是大智若愚，她不多話，沒什麼夸夸其談的大道理，鬥嘴耍賴的時候永遠是我們父女三人的手下敗將；她的靈巧聰明全都在行動中：她永遠忙不停的身影，家裡永遠一塵不染、廚房裡隨時在準備著食物、我們大大小小每一個人的衣服襪子甚至內衣褲，她全都要燙得比

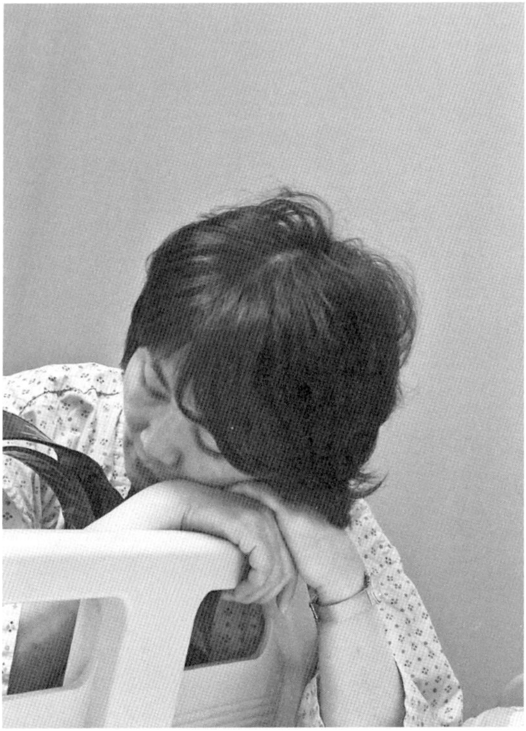

生病後，我更依賴先鈴了。這是她陪我住院時，累到靠著床休息。

洗衣店還要平整——以致於我們常要把衣服偷藏起來，免得她太辛苦。

病中，她每天費盡心思變著花樣，替我準備百分之百健康的食物，無油、無鹽、無糖、無添加。而我的口味變來變去，脾氣也變得很古怪，她卻一句怨言也沒有，只除了擔心我過猶不及，喝太多生冷的蔬果汁。

我們算是老式相親認識的，約會見面三個月，通信九個月就結婚了。我靠著幾位姊姊給的「戀愛基金」，帶她吃遍了全台北，先鈴常說她是被我騙吃騙喝，騙來的。剛結婚不久，我就發現她的迷糊可不是普通等級的。據說她小時候上下學搭車，公車號碼只看一個數字，比方說「310」公車，她只要看到有個「3」字就跳上車，上車後一坐下來就睡，一睡就睡到底站，然後不知天南地北，最後是司機打電話叫爸爸媽媽把她領回家。

說起她的考駕照經過更精采了。光筆試就考了三回，第三次失敗，她回家就大哭了起來，我連忙安慰她：「哎呀，這回一定很難吧？不打緊啊，再努力就是了，出門不方便我們再想辦法就是……」

她抽抽搭搭的說：「不是，我哭是因為這次的考題怎麼和上次一模一樣啊？」

我一聽更不懂：「一模一樣你便是有經驗，這不是最好了嗎？」

「不，上次我答錯的是記住了，但是上次答對的是瞎矇給矇對，這次矇錯了啦！」

雖然她開車的操控技術很好，可坐在一旁看她開車，很難不被她嚇出一身冷汗。原來她這個大路癡出門分不清楚東西南北，全依著一本小筆記在開車，但只要一個轉彎走岔了，她就完全不知該怎麼辦了！除了辨不清方向，她的迷糊，到現在也沒改。掉鑰匙、找眼鏡，一出門就忘記回家的路。我們那陣子住在天母棒球場附近，在那一帶出入大半年的她，還是弄不清楚新光三越跟大葉高島屋究竟該往哪個方向去？有一回，我忍不住抱怨說：「我簡直就像是專門給妳帶路的嘛！」

她得意的說：「我好命啊！有一條導盲犬隨我使喚！」

我最珍貴的資產

有一天我們一大早出門爬山，那是一條往上爬升的陡坡路，她腿力沒經鍛鍊，才走沒多久就哇哇叫，我又拐又騙，把她拐到半山腰。她最後指著前方一個路標，給我下了最後通牒：「我不管，走到那裡，我就要回頭了。你回不回？」

我故意激她：「我不回！妳看！人家都是老先生、老太太，妳好意思走這麼點路就回頭！」我就看準了沒我帶路，諒她也沒法自己下山回家。

沒想到，我自顧自走了一大段路，猛回頭，她悄沒聲息的人就不見了！我趕緊打電話找人，結果她笑瞇瞇的在山下納涼，等著我回頭去領她呢！

有了這一回，下次爬山，我再也不找她了。那天一大早，我獨自出門，才走到半路，就接到她氣急敗壞的求救電話，說什麼她才剛進了電梯門，「一不小心」，就把手上的鑰匙掉在了電梯門縫裡。沒想到半路上又接到她的電話，她開心的說：「你不用趕回來了，你知道我有多幸運嗎？電梯維修人員剛好在我們家附近，他們幫我在地下室的電梯底層找到鑰匙了！」我哭笑不得，回到家，發現電梯門跟樓梯板之間幾乎是看不到縫隙的，要我刻意把鑰匙塞進去還不太容易，真搞不懂她是怎麼「無意間」把鑰匙掉下去的！

就這樣一個迷糊的女人，卻成為我這一輩子仰之賴之的賢內助！我也不知道她到底有什麼魔法！她的魔法，大概就是她的無所用心吧！

所以我不只一次開玩笑說她：「妳呀！腦袋拿去大街上賣，一定可以賣到好價錢，因為還是全新的，沒用過！」

沒想到，朋友聽完我的描述，哈哈大笑之餘，還認真的說：「先鈴可稱得上是『上古天真之人』啊！」

按朋友的解釋，所謂「上古天真之人」，是說她的心、她的腦袋還是乾淨無瑕、沒有被文明社會汙染過的；是最接近上帝親手創造的「真人」。而我們這些人的大腦裡面，已經充滿各種被文明浸染過的邪思雜念，只能算是後世的「盜版人」。

想想也是！身邊有些人總覺得她沒上過班、沒經過社會歷練、處理事情有時候糊塗。可我看，她的心就像高山上的湖水一樣澄淨、透亮，把一切都映照得清清楚楚。

你說她笨嗎？一點也不！人家耍心機算計她，她談笑用兵、不費吹灰之力就閃開了。這樣一個超級迷糊的人，卻有超乎常人的直觀。在很多時候，她反而成為我的「導盲犬」，一路領著我，讓我依隨我心，不必費心去想該怎麼迎合別人。每次我在工作上遇到技術之外的困難，包括我的疾病，她都氣定神閒的跟我說：「相信我，絕對沒問題！」

治療期間，我有點病急亂投醫，只要聽見哪個療法似乎有效，我一定試試。除了飢不擇食猛看書，亂聽各種建議，還吃了一堆健康食品。別看先鈴平時是感性有餘、理性不足，遇到這種事，她還是比我理性得多。在我堅持採極端手法、按表操課時，她就親身體證，提出修正意見，我不依，有時還跟她鬧脾氣。

飲食如此，藥物方面，她就沒辦法了。可她還是從沒辦法當中找出了釜底抽薪的辦法。生病之前，公事包裡隨時可以翻出三、五種藥物，生病之後更是如此，滿滿一櫃子裡都是各種藥物和健康食品。先鈴幾次警告我，說我這麼吃下去，小心將來要洗腎。我很有把握的說：「怕什麼！反正到時候妳一定會給我一個腎！」

「哈！承蒙看得起！到時別怪我換一顆豬腎給你！」先鈴立刻搞笑回應。

後來趁著陪我回診的時候，她就跟二姊串通好，把我吃的藥全部帶到醫院，在唐醫師和一群實習醫師面前狠狠告了我一狀。當著那麼多人的面，我像個做壞事被逮住的小孩，臉都不知道該往哪兒藏。唐醫師看到我的藥攤了一桌子，他搖頭笑道：「李先生，這麼多藥你吞得下去呀！」他一樣一樣挑出來丟到一旁，最後只剩很少的一點點給我：「諾！就這些，其他都不准再吃了！」醫師的口氣斬鐵截釘，沒得商量。先鈴跟二姊在一旁笑得可開心了。

三十幾年的夫妻，瑣瑣碎碎的事，說也說不完。就像長女德寧對我們說的：「你們兩個能遇到

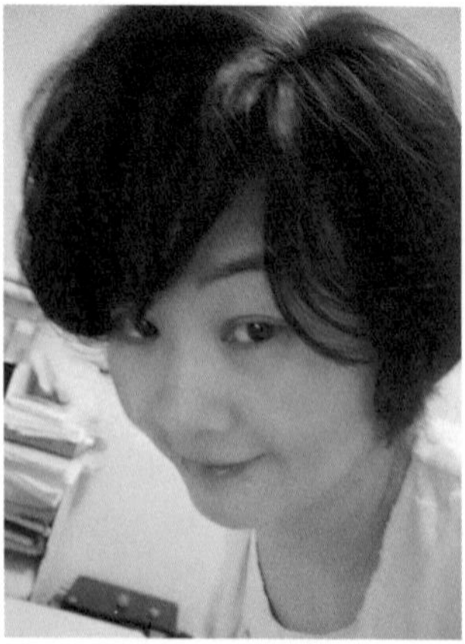

先鈴的心思澄淨、透亮，把一切都映照得清清楚楚。平時雖迷糊，卻有超乎常人的直觀。

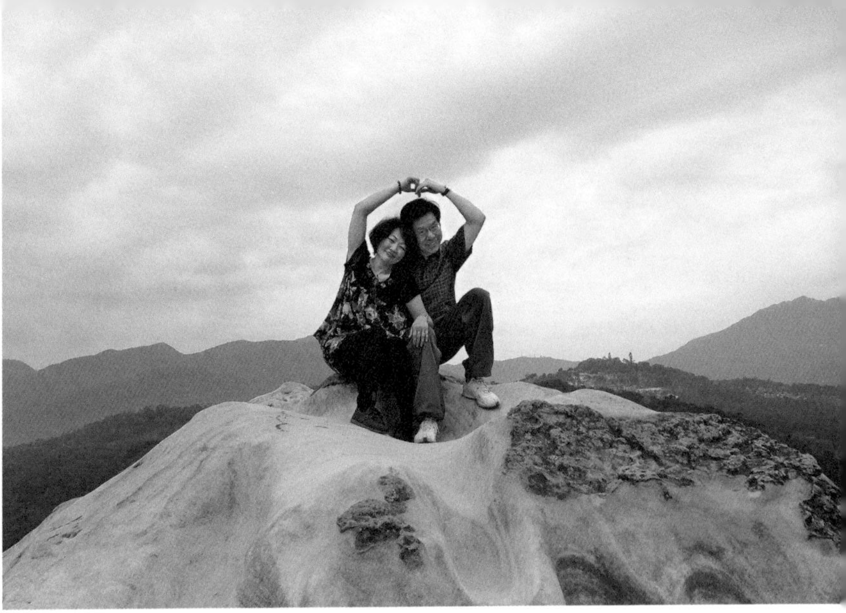

我和先玲把愛情做為婚姻的基礎，婚姻做為愛情的見證。

彼此是此生最幸運的事！」孩子的眼睛雪亮，經過幾次大風大浪，我愈來愈確信，如果不是先鈴還保有「上古天真之人」的純淨、坦然，我沒辦法安穩度過這一路上的坎坷波折。病中準備遺囑時，回顧一生，驚覺我最珍貴的資產就是先鈴！

二〇一四年底，我的外甥邀請我在他的婚禮上為他證婚，他的新娘是我的室內設計師。我的證婚講詞裡有這麼一段話：

成功的婚姻不是建立在安全、擁有上，而是在平等、自由上。婚姻不是在製造罪惡感的義務，而是彼此互補，彼此互諒，彼此互扶持的過程。跟自己最愛的人共度生命之旅，分享權力，分擔責任，才能沐浴在光輝中。就像你們剛才交換的戒指：象徵合一，而

Finally, I wish to thank my family and friends for their support. I am especially grateful to my mother for everything she taught me and for all the sacrifices she made in my upbringing. Most of all, I thank my wonderful wife, Shen-Ling. She patiently looked after me when I was busy. She never had a word of complaint when I was negligent. She comforted me when I was discouraged. I may never be able to repay her, but fortunately, I have a lifetime to try.

Kai-Fu Lee

前幾天我翻到我的博士論文，打開的第一頁，就是我們結婚第五年時感謝我的完美老婆的話。或許我永遠無以回報她的付出，但我會用一輩子的時間來努力。

非佔有，象徵結合，而非限制，象徵環抱，而非羈絆。

婚姻就像一幅畫，由你們兩位畫家共同繪製。你們的愛情是這幅畫下面的堅韌的畫布。過去三年，你們的每一次相聚和分離，每一次相思和擁抱，都在不斷拉伸著這愛情的畫布，強化它的堅韌與彈性。未來六十年，你們浪漫的理想，共同的嗜好，還有愛情的結晶會是最燦爛的顏料，讓你們在這愛情的畫布上畫出絢麗永恆的一幅畫！祝福你們：把愛情做為婚姻的基礎，婚姻做為愛情的見證。祝福你們婚姻如詩如畫，充實美滿！

這真是我三十年婚姻生活的心得體會。夫妻攜手，一起闖蕩人生，我很幸運能夠跟先鈴共組家庭，繪製人生的彩圖。雖然真實生活裡我從來沒有親口對她說，但午夜夢迴，我覺得，如果不是她守護著我，我大概也沒有辦法守護我自己……。

謝謝妳！我愛妳！

05

我的開心設計師

寫書期間，我拜訪了母校的前任院長和新任院長，共進晚餐。新任院長年方五十，胸懷大志，高談任內學生與經費倍增計畫。年屆七十的前任院長打斷了他，問：「你的小孩多大歲數？」

「十歲和十五歲，」院長納悶著這個問題。

「你和他們在一起多少時間？」

「以前每個週日，但是自從當上院長以後都很難了。」院長說。

前院長接口：「看在老天爺的份上，多陪陪他們吧！我當院長時，小孩才一、二十歲，從來沒有和他們很親近。

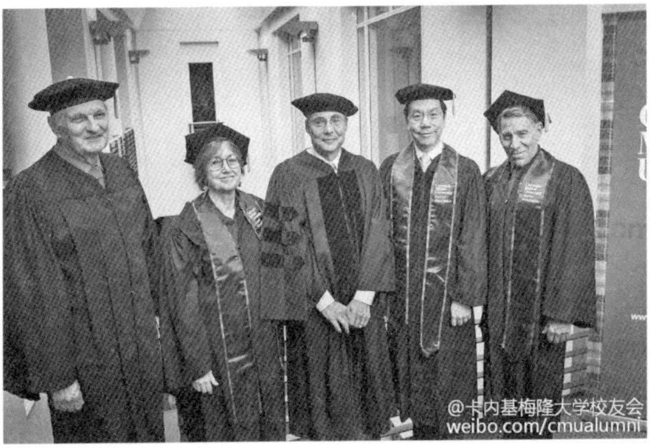

在CMU五位榮譽博士的留影，當中有藝術家、有諾貝爾獎得主，難得我是照片裡最年輕的人。

我總是想著學校裡的『大事』。現在他們四十多了，想看到他們都很難。孩子一瞬間就長大了，永遠不會回到當年，錯過了才是終身的遺憾。」一旁的我聽了深有所感，生病前的我就像現任院長一樣，忙著追逐事業，忙著追求最大影響力，不知不覺中和我的寶貝女兒們，漸行漸遠了。

初為人父

大女兒德寧出生在美國加州，她出生那年我才三十歲，我永遠記得第一次將她抱在臂彎的那一刻，那個新鮮激動的瞬間。那是一種永遠讓我陶醉的感覺，是那種將我們的一生都聯結在一起的「父女情結」。我總是唱著自己亂編的催眠曲輕搖她入睡，當我終於把女兒放下時，常常覺得既解脫又惋惜，一方面我想，她終於睡著了！另一方面，我又多麼希望自己可以再多抱一會兒。

我的德寧不但長得可愛，而且是個特別乖巧、體貼的孩子，既聽話又有禮貌。在我們忙著蓋房子的時候，三歲的她就在車上吃著漢堡，唱兒歌，唱累了就睡覺，一點都不抱怨。

我把母親對我的愛與呵護，都轉加到了德寧身上，我給她蓋秋千、做沙池，每天晚上說床邊故事，做盡了各種好玩的事。旋轉木馬是每個小女孩的最愛，每到週末我們就上兒童樂園、迪士尼，只消聽見她開心的咯咯笑，我所有的煩憂便都飛到九霄雲外了。

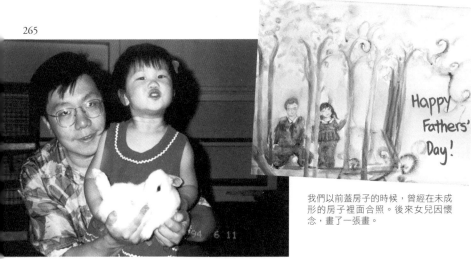

女兒平時很文靜，但破例讓她養了最喜歡的寵物，可以整屋子追著兔子跑。

我們以前蓋房子的時候，曾經在未成形的房子裡面合照。後來女兒因懷念，畫了一張畫。

她漸漸長大後，我們最常一起玩的是線上遊戲，只是我非常好勝，即使跟自己的孩子對打也絲毫不讓，從跳舞機到電動遊戲，德寧沒有一項贏得過我，搞得她很生氣。終於有一次，她在ＰＣ上面裝了一個遊戲，叫做Icy Towers，她自認打得很好，肯定可以贏過我。可是有天早上她一覺醒來，發現前十名都被我洗掉了，氣得說以後再也不跟我玩！我連續幾天苦苦哀求，扮鬼臉、搞笑，她才勉強答應「留校查看」……。

德寧承襲了媽媽的很多優點，按妹妹德亭的說法：「媽媽是超級、超級無私的人」、「姊姊是超級、超級節省的人」。上街購物，德寧總是先挑特價品；她自己在美國生活，常要我們提醒她生活日用不要太過儉省，忽略了健康。有一回，為了買一件美金八十元的學用品，在Skype上跟我們討論了好幾次。

「零用錢不夠嗎？我捐一點給妳！」妹妹很大器的，對姊姊尤其慷慨！

「拜託不要那麼節省，這是妳上學該用的，不用考慮那麼多！」我插話了。

「……好吧！我再找找有沒有更便宜的。」她還在猶豫！

「不用找了吧！節省時間重要還是省錢重要？」我很堅決。

隨著我的工作愈來愈忙，我們從加州搬到西雅圖，再從美國搬到了中國，忙到最後即便同住一個屋簷下，兩個女兒和我可能好幾天沒有見上彼此一面。到了週末我就盡量彌補，一家出去吃點她們愛吃的東西，看個電影。我一直認為自己做到這樣就已是我的極限，然而，現在回看仍不免有些遺憾。

珍惜相聚的時光

剛發現自己得了癌症，我還不敢驚動女兒們，特別是德寧一個人在美國，我更不想讓她擔憂。後來她從先鈴那兒知道了之後，難過得不得了，泣不成聲。我明白她的憂愁與害怕，更捨不得她傷心，只能一直安慰她放心：「我有最棒的醫師，一點都不嚴重，很快就沒事的……」

是這一次的大病讓我想到當孩子大了，大學畢業了，做父母的能和他們有多少時間在一起呢？如果他們住在外地，其實也就是一年一週的見面。就算我們還能活三十年，那也就僅僅是三十週的時間。

萬一我病情加重，就這麼離開了世界，那麼和大女兒也許就見這麼最後一次、兩次了？就算我身體好了，她們以後開始工作，如果終身對象在美國，和她們相聚的時間也就一年一週或兩週。過去錯過的，我再也不會輕易放過；旁人或許無從想像我內心中的急迫感，因為我曾經差點失去所有。

德寧去年寒假返台前一天，先鈴忙著採買食材、構思菜單（滿桌的好菜就是她向女兒訴說愛的語言）；我跟妹妹德亭就忙著上網找圖片、組圖、列印輸出。忙了一個下午，從玄關開始就貼滿了德寧最愛的小兔子吃甜甜圈和冰淇淋，還用五顏六色的海報，印了幾個斗大的字——「歡迎小兔子回家！」

臨到去了機場接機，才發現我真是太過心急了，竟然忘了兩地的時差，早了一天就跑到機場去，撲了個空。跑了兩趟，好不容易才盼到女兒熟悉的身影。我跟先鈴一左一右，緊緊抱住她。

我看著她，得意的說：「妳看！我以前沒時間接妳、送妳，這次妳回來一次，我接兩次，很夠

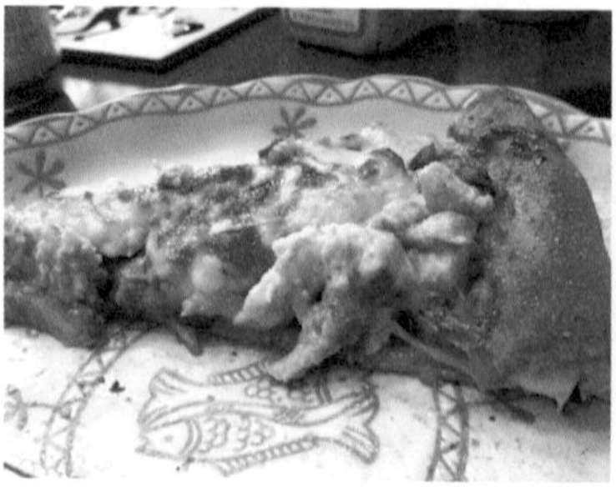
女兒做給我吃的美味素 pizza。

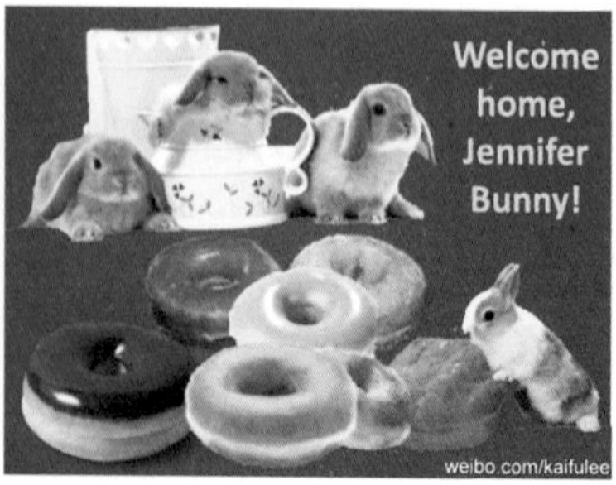

歡迎大女兒回來的海報。

誠意吧！」

「哼！真有誠意的話，等會兒玩遊戲就別讓我輸光光！」她扮了一個鬼臉，作勢掄起拳頭要捶我。

「哈哈！不敢了，不敢了！」

在家的這一陣子，我常看她一邊兩手飛快的打毛線，一邊跟我們談天說笑。沒幾天，一件件別緻的毛衣、圍巾……就展示在我們面前。她也加入了媽媽的陣營，開始嚴格管理我的飲食。比方說，為了誘導我吃更多健康食物，她特地去買了很多有機食材，烤了極為美味的素食 pizza 給我吃。配合我不想吃太多精製的白麵粉，她居然在網上找到如何用綠花菜磨泥配少許的黑麥，做成 pizza 皮。上面是美味的起司、洋蔥和鳳梨。

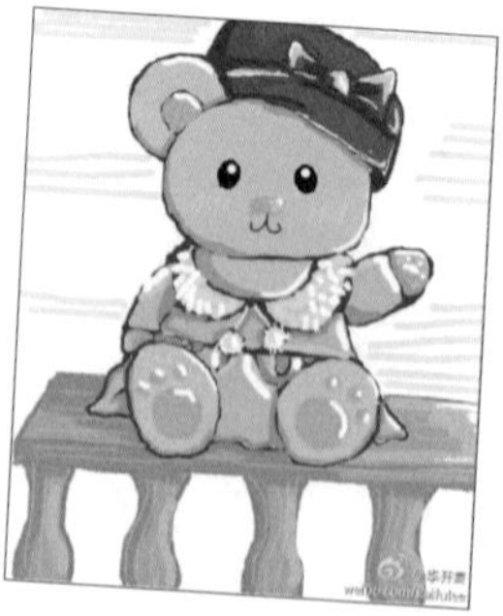
生病時大女兒做給我的卡片，這個熊是她。

你愛的是我還是我老爸

德寧從小品學兼優，擁有名校的雙學位，成績出眾，她有很多機會可以前進高檔時裝界，跟全世界聲名卓著的時裝設計師一起學習、工作。但幾經考慮之後，她不想走和大家一樣的路，決定走自己的路。她慎重的說：「爸爸！要進入那個領域，我必須做很多不開心的事！我可能要想盡辦法去巴結那些大牌的服裝設計師，還要跟著時裝界的遊戲規則設計那些非人穿的衣服，我不喜歡這樣……。我更想設計出舒服又好看的衣服，不必非得有模特兒身材。我要設計好玩的衣服，穿起來就讓我想到最快樂的兒時時光。我還想幫弱勢族群設計特別的衣服，例如輪椅族、買不起鞋子的孩子……」

「好呀！我支持你！做自己有興趣的工作最重要！」我很清楚她低調、不願意隨波逐流的個性，看她這麼清楚自己不要什麼，我真的很開心！

有一天媽媽妹妹出門了，就我們父女倆在家，她跑到我的書房，開始跟我聊男朋友的事。女兒從來不希望同學知道她是我的女兒，因為她擔心「我不知道他是喜歡我，還是喜歡老爸。」

但這回說著說著，她突然丟了一句：「你幫我介紹算了。」

我故意掩面大嘆：「你以前都不讓我介紹，過去這兩年，我和兩岸創業者開會常常都樂於和他們合照，還都把照片留下來。要不要哪天給你看看，有沒有你鍾意的啊？」

她後來眼珠子轉了轉，看著旁邊的地板，頭低低的跟我告解：「其實以前你給我介紹的都不怎麼樣，而且我也覺得你年輕的時候好 nerdy（宅），所以對你的介紹都不太認可。以前我總在等一個年輕版的王力宏出現，雖然媽媽說外在不重要。」這小妮子！說到外表我抗議哦！

「後來呢，我看其實你真的是個好爸爸，也是個好老公，尤其這次回來更是這麼感覺。所以，我覺得我要找老公，其實就是……要找爸爸這樣的。你下次物色的時候，就用自己做標準好了。宅一點的沒有關係啦。」

先鈴一進門我立刻很自豪的向她炫耀：「女兒說要找我這樣的老公！」

「哎喲，怎麼標準突然降低啦！」

父母能為孩子做的

在《最後一堂的演講》裡面，蘭迪教授說每個人都有兒時夢想，那是最純真的，不被世界遮蓋、汙染的。蘭迪告訴我們，想知道每個人真正的夢想得回到兒時，那時的我們最純真，最沒有被社會文化洗腦改變。而且，每次夢想被打擊（比如父母告誡不可以從事某種職業或嗜好），它

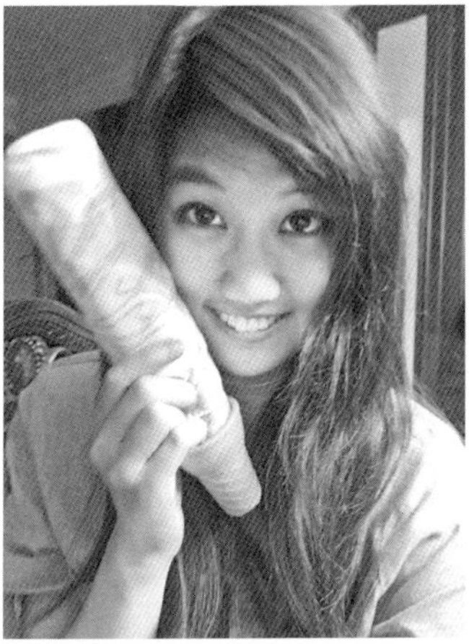

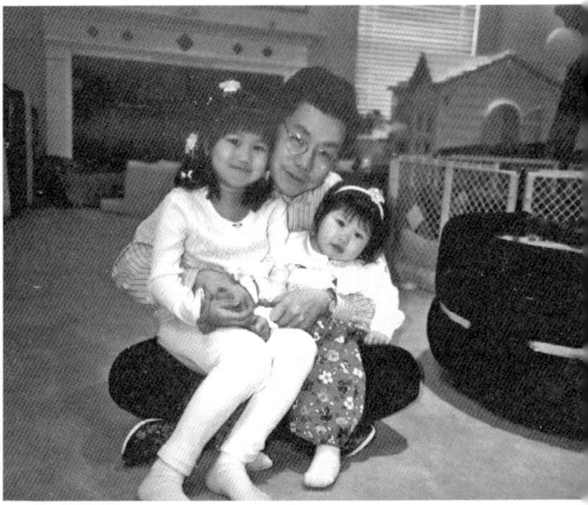

孩子一天天的大了，做父母的還能有多少時間能和他們在一起呢？和死神擦肩後引起的急迫感是旁人無法懂得的。

就會慢慢縮、慢慢縮，到最後，我們就成了沒有夢想的人了。

我很想和各位家長分享的是，應該從兒時就給子女機會發展自己，是很要緊的。我的可愛女兒，妳們是否還保有自己的夢想呢？請妳們不要太擔心將來自己要做什麼樣的工作，也不要太急功近利。盡興選擇你的點吧，要有信念，有一天機緣來臨時，你會找到自己的人生使命，畫出一條美麗的曲線。

※德寧的網站：

http://www.jendening.com/

06 守護一個快樂攝影師

「德亭，你過來坐一下，我有話要跟你說，」我父親說。

我父親一向詼諧風趣，但這次他嚴肅的口吻讓我很意外。

「我被診斷出淋巴癌。他們發現了二十多個腫瘤。」當他進一步解釋時，我感到自己的心慢慢被撕碎，淚水不住流下，頭腦一片空白。

「有什麼是我可以做的嗎？」我問他。

「我非常幸運擁有一位很棒的醫生，許多人都沒有這麼幸運。別擔心。我會好的。」

「幾個月之後，他康復了。化學療法很有效的除了二十六個腫瘤。但是我父親說「許多人都沒有這麼幸運」的聲音，一直縈繞在我的心頭。……

這是小女兒德亭申請大學時寫的一段話，我想，這次的癌症不只改變了我自己，一定程度也改

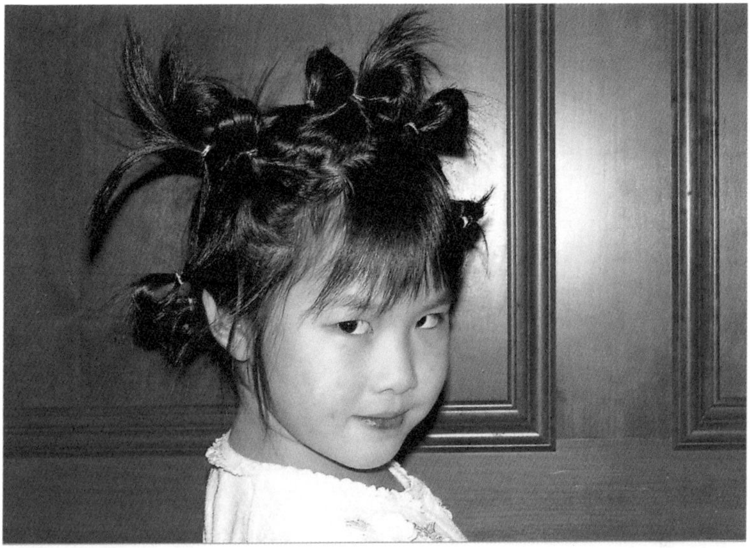
德亭從小就是很有個性、古靈精怪的小孩，從小就很有自己的想法，常讓我們做父母的感到頭疼。

變了身邊的人。如果不是我病了，我恐怕沒有機會越過小女兒德亭的青春期叛逆行為，發現她有這麼多讓人驚喜的美好素質。

我的大女兒德寧相對幸運，兒時得到了充足的愛與陪伴，無形中讓她的心底有一種自信與踏實，性格、課業一路平順。而德亭雖然活潑外向，交了很多朋友，但是她的內心深處總擔心自己不如姊姊優秀。

學校老師總是問：「你姊姊是李德寧啊？你姊姊品學兼優，你呢？」聽多了這些話，她心裡肯定不好受。其實我認為她們倆是一樣的聰明，只是她還沒有真的發揮潛能，成為最好的自己。

有一次，我和她聊到過兩年高中畢業後，大學如何如何。她忽然小心翼翼，很認真的問我：「爸爸，那我高中畢業你會不會送我禮物？」

「行啊！你想要什麼畢業禮物？照相機嗎？要什麼禮物都沒有問題，爸爸一定送給你。」我毫不猶豫的回答。

「其實物質的禮物我都不需要，姊姊去讀大學時候，你給她寫了一封信，我會不會有？」她帶著懇求的語氣，艱難的開口。

我頓時心痛不已，卻又感到萬分抱歉！我實在不是個稱職的父親，小女兒居然會認為我愛姊姊更勝她，擔心我只寫信給姊姊不寫給她！我也才驚覺到，她在童年沒有得到足夠多父親的關注和愛，帶給她的影響如此深遠。

創意無限的叛逆少女

德亭從小就很有自己的想法，她的個性不像姊姊那麼和順、乖巧，小腦袋瓜裡裝滿各種奇思妙想，如果我們跟不上她的思考節奏，她就會給我們出難題。

她兩歲的時候，為了吃糖，就把一個個抽屜拉開，當做樓梯爬到頂層拿方糖吃。我們跟她說口香糖千萬不要搞到頭髮上，她就偏偏要去試試看，然後自己把那塊頭髮剪禿。她拒絕吃蔬菜，被逼急了，會用剪刀剪碎當藥吞。

這些例子雖然頑皮，但還不是太過分。隨著年紀漸長，她就開始做各種壞事，比如說說小謊、拿別人的東西等，是一個滿叛逆的小孩。我想盡辦法都無效，後來靈機一動，用 Microsoft Publisher 做了一份「假報紙」，頭條消息是一個被處決的大壞人如何從童年開始變壞的故事。而那個大壞人小時候犯的錯，和她有許多「巧合」。我們讓她無意中看到這篇文章，嚇得她把壞習慣立刻都改好了。

可是，新的問題之後也還是不斷出現。她的成績一落千丈，而且在高一的學期末，老師打電話來說，你的女兒這學期沒有交過一次功課。然而她似乎對成績一點也不在乎，面對那些需要背誦的課程，她根本連書都不想打開。這時候，她不但別想進個好大學，連能不能拿到高中文憑都是未知數！

我試圖調整心態，希望能用無止境的耐心，等待孩子的成長。和德亭相處遇到挑戰時，我曾經發過這麼一條微博自嘲兼自勉：

馬克吐溫：「當我十四歲時，我受不了我的父親，他愚蠢極了。但到了我二十一歲時候，我很驚訝他這七年變得這麼聰明！」依照這個原理，我應該正在變聰明的過程中！

就和多數父母一樣，在忙碌的時候，把性情和順、遵守規律、從來不惹事的孩子當作好孩子；把成天給你出難題，沒事給你生出一堆事的孩子當成壞孩子。這樣慢慢就成了惡性循環。直到有一天，德寧告訴我，妹妹很不快樂，因為她不喜歡自己。我聽了十分慚愧。我一直以為自己是個開明的爸爸，我們也一起玩、一起瘋，我從來都沒有忽略過她，可是我卻一再錯過她內心最幽微、最細膩的感受。

孩子的成長不等人、父母的衰老也不等人，可是，我們總是想：「等忙完再說吧！」於是，年年歲歲，生命中許多重要時刻就一再錯過了。我從前曾寫文章談每個人的天生才能不同，我用賈伯斯為例，說他如果生在中國，他一定沒辦法適應許多需要記憶、背誦的功課，這樣一個天才型的人物，很可能會被壓得面目全非，或者因為叛逆，被趕出學校。可是，當我的寶貝女兒也出現學習的不適應症，我竟沒有覺察，沒有及時伸出援手。

看見孩子身上的寶藏

多年的學校教育，甚至是我們的家庭教育，一直都在要求德亭「更正她的弱點」，她做不來，但因為大家都這麼做，所以她覺得自己也「應該」這麼做。這種內外的衝突造成很多痛苦，她自己說不清楚，我們也一直沒有覺察。

我從小會讀書，這個「天大」的優點，掩飾了我所有的缺點；我的胡鬧、搗蛋，被解讀成「腦筋好」、「有創意」。假如我功課很爛，我的搗蛋就會惹麻煩，讓我的日子不好過。而我的功課好，也未必是我比別人聰明，只是我的學習模式、思考模式，跟知識學習的模式剛好是吻合的。

我們的世界習慣給人貼標籤、分等級，聰明、愚笨，富有、貧窮，好、壞……等等二元對立的價值判斷，把我們的心撕開了。如果我們都帶著這樣一把尺，我們就看不到事物的整體全貌，看不到存在於每個人身上的寶藏。

幸好我得了癌症，多出這麼多的時間可以放慢腳步，終於可以極其有耐心、也極其細心的聽聽，她到底在想些什麼、鬧些什麼？如果不是這場大病，恐怕我也看不到德亭身上的寶藏。

是這些日子的陪伴，我才一點一點慢慢看清楚，她隱藏在外顯行為之下的珍貴素質。原來她是一個極有創造力的孩子！無法忍受刻板、制式的生活和學習，總喜歡挑戰未知，想把內心深層細微的情感表達出來，跟人分享。

比如她瞞著我們，忍著痛，也冒著風險，用縫衣針沾原子筆墨水在自己的手上刺青（多危險啊！），她最先刺的是「try」。我問她為什麼刺這個字？她回答我，以前成績不好，沒自信。希望讓這個刺青，隨時提醒自己，試著多努力點。

陪女兒背單字

在追求事業顛峰時，我不僅失去健康，也錯過了孩子最需要我的時刻，痛定思痛，我決心要盡力彌補。我給德亭寫了一封信，告訴她我們非常愛她，也相信她在藝術方面的天份，請她接受我的協助，我想陪她溫習功課。我們對她的成績和大學申請沒有特別的期望，盡力就好。

德亭很快就給我回信，她說：「親愛的爸爸！我也很愛你們！如果你可以陪我溫習功課，那就太棒了。只是我必須讓你知道，我愛讀書，但討厭考試，你可以幫我克服這個問題嗎？」

於是，我跟她一起訂定功課表，陪她寫功課、想辦法幫她找方法背單字。我發現她無法單調死板的記憶式學習，所以我們一起把單字編成故事，或者上網搜尋一些別人編好的故事。例如：

Languid（懶洋洋）– Lan ＝ 懶，guid ＝ squid ＝ 想像有一隻懶惰的魷魚，伸懶腰就八爪飛舞的樣子，真是個爛squid。

Magnanimous（寬宏大量）－Magna＝Magnet（磁鐵），Nimous＝Mouse（老鼠）想像老鼠偷吃東西，吃掉了磁鐵，被吸到冰箱上。但是我們做為主人，應該寬宏大量，不生牠的氣，原諒牠，把磁鐵從牠肚子裡拿出來。

我們花了整整九個月，給她抄的上千張單字卡，她終於大部份都會了。她的單字水平一下子就拉起來，順利通過SAT考試，準備申請大學。

學校裡的功課，只要需要幫助，我就陪讀。無論是《咆哮山莊》、《論語》，還是林肯的蓋茨堡演講，我都幫她理順思路，確保她深度理解。這樣下來學校成績也看到了飛速的進步。

有一天，我收到她發給我的簡訊。她說：「親愛的爸爸，全台灣大概沒有第二個爸爸會陪女兒背單字，謝謝你願意陪我。」我打從心裡發出微笑。我想，人生禍福真難料，如果不是這場病，我很可能還陷在忙碌中，錯過一個才華橫溢、心思敏銳的攝影家。

走自己的路

德亭很早就喜歡攝影，在她五歲的時候，她得到人生的第一台相機，也開始陸陸續續幫姊姊設計的衣服拍照。我一直擔心她喜歡攝影是因為逃避功課，為了申請大學，我跟她多次反覆討論。

我提醒她：「妳必須想清楚喔！專業攝影師很快就會被淘汰，現在攝影工具愈來愈方便，大家都可以輕易拍出好照片，專業攝影師的優勢也會漸漸消失。」我發表過〈什麼工作不會被機器取代？〉記者、攝影師正在逐漸沒落，她怎麼就偏偏往這裡跳？

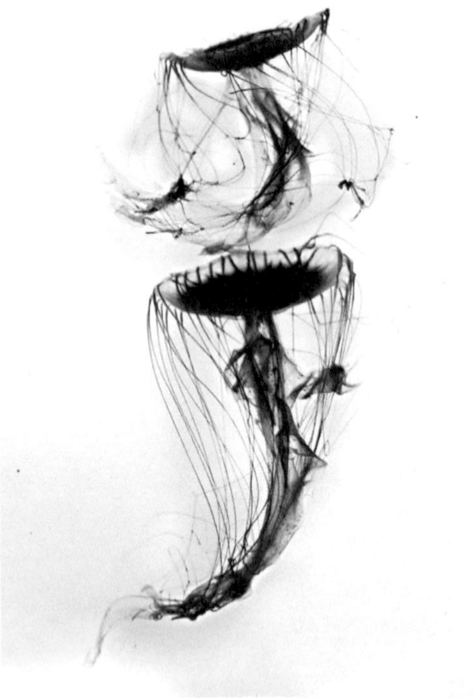

德亭的得意作品之一＜幽靈＞。

「我很清楚。我做過調查了，目前在美國，一個專業攝影師的薪水比記者還要低，而記者的薪水在其他行業當中也越來越落後了。可是爸爸，我願意賺比較少的錢，做自己真正想做的事。」看來，她

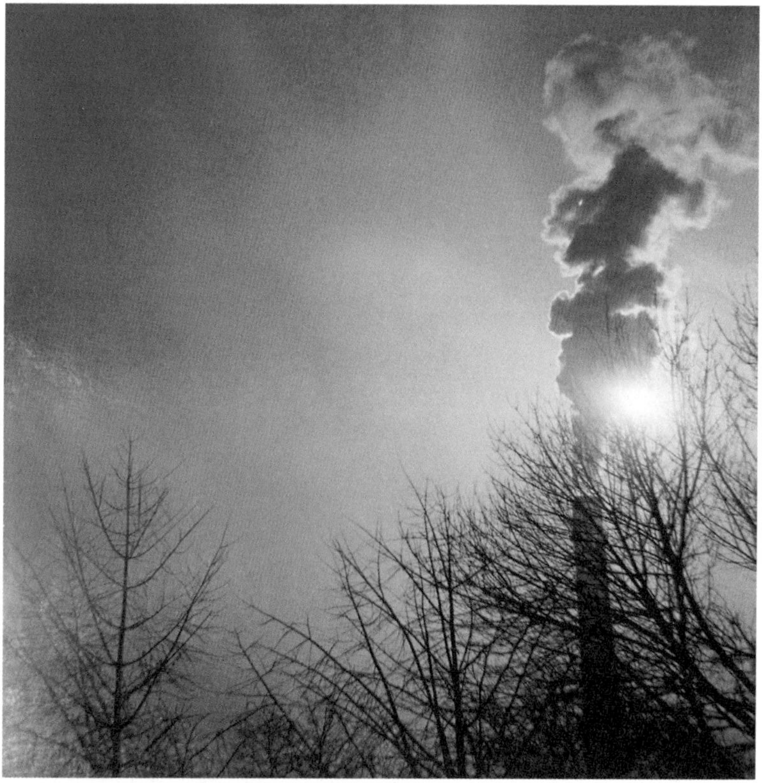

德亭的攝影作品之一〈霧都暖陽〉，我們幫他一起想的名字。

確實認真想過這個問題，而且早已下定決心。

「爸爸，你知道嗎？我每次背著沉甸甸的相機出去拍照，回來的時候雖然筋疲力盡，可是我卻心花怒放。因為專業相機的科技水準愈來愈高，一般手機還是無法取代。我非常慶幸能活在高科技時代，可以輕鬆擁有數位攝

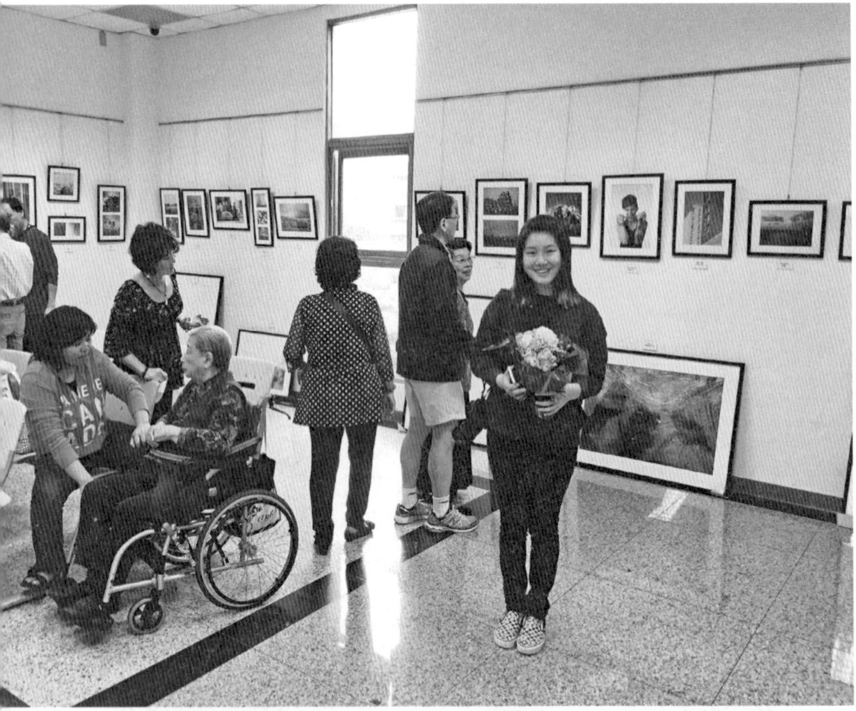

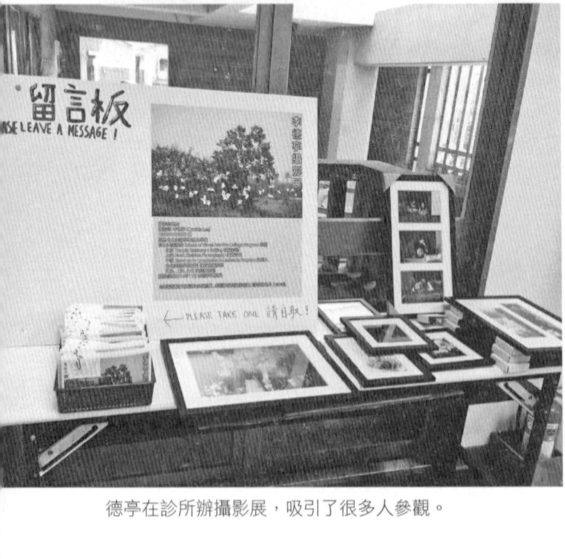

德亭在診所辦攝影展，吸引了很多人參觀。

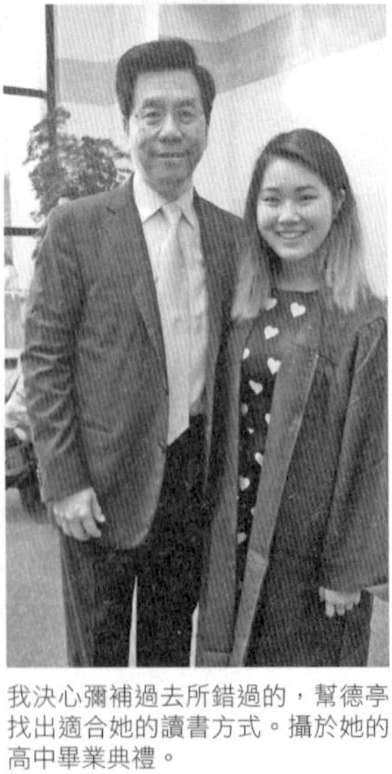

我決心彌補過去所錯過的，幫德亭找出適合她的讀書方式。攝於她的高中畢業典禮。

影、低成本、大容量的儲存設備，還有無處不在的網路，這些讓我像個裝備齊全的獵人一樣，可以捕捉我所有的感動，然後用心將圖像提煉出來。

未來的攝影絕對不只是按下快門，而是要用新的眼光，讓影像產生新的意義。而那絕對不是科技可以取代的！」

她居然可以就此侃侃而談，而且講得神采飛揚，充滿自信！我就像很多父母一樣，永遠把孩子視為孩子，不知道他們其實早已經長大成熟，有了自己的觀點，甚至有時我們都可從他們身上學到東西。

「等妳大學畢業，我們就不養妳了，妳確信自己可以自食其力嗎？」人生的選擇一點也不浪漫，沒有通盤考慮，往往會把「興趣」當成逃避的藉口，而且連自己都搞不清楚。我再三提醒她。

「所以我會一邊學習，一邊想辦法靠攝影賺錢。我會勇敢接受現實的磨練。」也對，我突然想起她確實很早就開始做準備了。除了同學和親人之外，我鼓勵她再多動點腦筋，拓展人脈和事業的版圖，她果然開始認真構思，怎樣慢慢建立「客群」？她設計了自己的名片，也用免費攝影讓更多人認識她。我們去台東旅行時，她就用這個方法得到一筆生意。

二〇一四年秋天，她在我一位朋友的診所大廳開了小小的攝影展。她花了很多時間挑照片、下標題，再請我們提供意見。在整個過程中，我看到她的做事方法和態度，也看到她對攝影的熱情與才華。我真的以她為榮！更讓我欣慰的是，知道有地方願意展出她的作品，她當然很興奮，可是她也鄭重告訴我：「爸爸！人家是不是看你的面子才願意讓我展覽？如果是這樣，我寧可不要！」

找回自信

申請大學這件事，她還是沒有信心。我一直鼓勵她試試看有藝術學院的綜合大學，這樣才能得到一個較好的多元教育，不會只是進入了一個「就業培訓班」。「話說在前頭，申請可以，不過我可不去，」她說。於是，她申請了八家藝術學院和紐約大學，只有後者是綜合大學裡面的藝術學院。

四月中的某一天，她的房間突然傳來一陣大叫，我和先鈴匆忙趕去。

「紐約大學接受我了，」她興奮的跳起來。我們確實也很驚訝，因為她的成績和SAT都還不夠。她說：「四百個人申請攝影系，只有三十多人被錄取。我要去！」我問她：你不是說申請了也不去嗎？她這才不好意思的說：「我以為不可能被錄取的，不想到時候讓大家失望。」

就在不久後，我發現，她又去刺青了，這次她總算是找個安全的地方，把「try」悄悄改換成「Stay gold」，這是出自詩人 Robert Frost 著名的一首詩「Nothing Gold Can Stay」。我想她已經

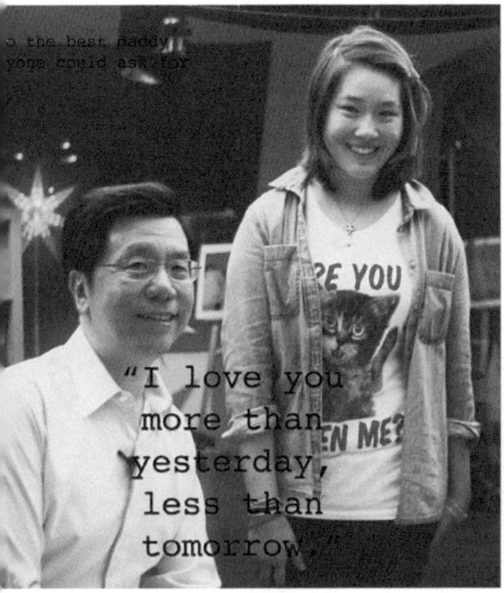

小女兒送我的卡片。

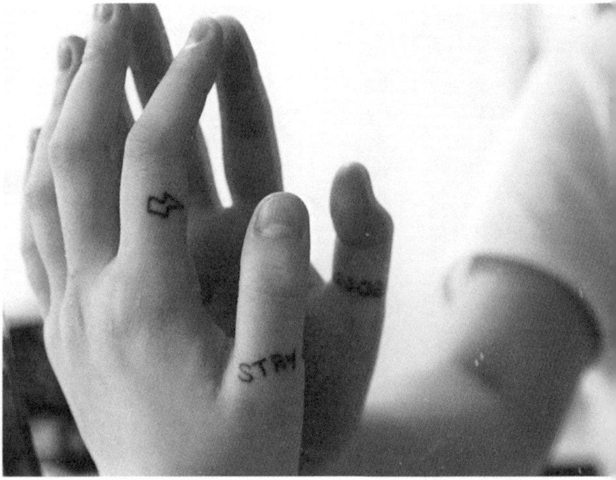

女兒的新刺青Stay gold，也代表著她終於坦然面對自己獨特的價值。

漸漸走出藏身的洞穴，坦然面對自己獨特的價值，她已經找回自信了！

看到她的新刺青，我感動的抱著她說：「我愛你！」

「有多愛？」她問。

我絲毫不想就告訴她：「比昨天多，但比明天少。（More than yesterday, but less than tomorrow.）」

她眼睛轉了轉，笑了。

德寧說過，我跟先鈴能夠相遇、結成夫妻，是我們這一生最幸福的事。其實，兩個女兒加入之後，我更加確信，我們一家人能夠在愛裡相遇，才是我們這一生最幸福的事！

※德亭的作品網站：

http://www.cynthialee.photography/

二〇一三年十二月四日我在微博發出一條帖子：「買靚衫，救癌症兒童——開復益起來」，宣告活動開始，承諾義賣籌得的款項，將在二〇一四年一月十五日前全額捐贈給聖猶達兒童研究醫院，用於他們在中國的專案。

這其實是我們全家一起動腦筋做出來的為癌症病童募款企劃案，但最早的發起人就是德亭。她想為我做一件事，希望可以幫助更多人。當她讀到兒童白血症的相關資料，便說想「往這個方向努力看看」。於是，我請她上網搜尋更完整的訊息，並展開聯繫工作。德亭首先從他的攝影作品中選了三種T恤設計，代表了對我大病初癒最誠摯的祝福。而姊姊德寧學的就是服裝設計，設計T恤，打版、剪裁、量化生產，她很熟悉整個流程。當然，最後要透過互聯網把消息散播出去，而我在微博的五千多萬粉絲，就是最好的傳播人。

帖子發出後立即得到熱烈迴響，除了趙薇、李冰冰等知名藝人的具名支持，好朋友潘石屹、徐小平也鼎力相助。雖然歷時僅僅一週，最終賣出衣服六仟七佰八十七件，共籌得善款一百一十四萬七仟零三元人民幣。

這個成功經驗固然是因為有了我的加持，讓人欣慰的是，兩個女兒一點也不想在自己的前途發展上當「靠爸族」。先鈴好幾次問她們：「好多人想盡辦法要妳們的爸爸幫忙，怎麼妳們自己反而不用這個關係？」

她倆異口同聲說：「因為我們走的路跟爸爸不一樣！」

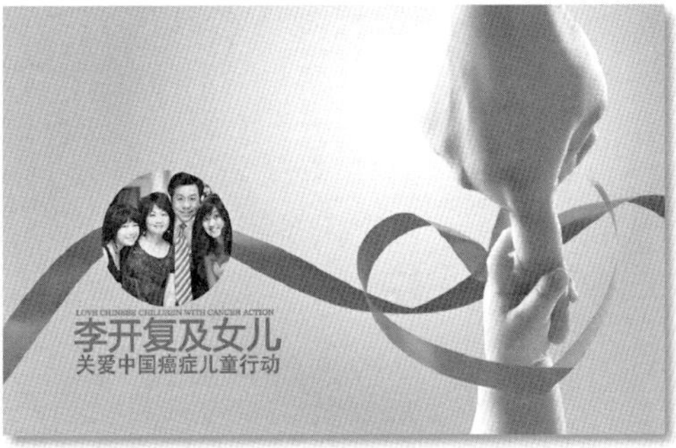

德亭說想為我做一件事，希望可以幫助更多人，於是我們一起企劃了這個幫助癌症病童的募款行動。

07 設計我的家

生病之後，考慮幾個就醫地點，最後決定留在台灣，一方面是台灣的醫療水準沒話說；再方面是，姊姊都在台灣，必要時她們都是我最重要的後盾。剛回台那段時間，我暫時跟媽媽住在一起，二姊就住在附近，方便互相照顧。後來確診是濾泡性淋巴癌第四期需要在台灣好好治療，加上德亭轉學到台北的美國學校，我們才算又團圓了。

從租房子開始，先鈴就動了念頭，想在台北買房，準備退休後在此長居養老。我想了想，也同意了。我常想，如果當初沒有選擇電腦，也許我終究會發現，我對室內設計跟建築不只是有興趣，而且還頗有點天賦。特別是病中什麼都做不了的時候，正好能讓我專心一意的建構理想中的家。

我一直覺得，一件事情如果可以讓你渾然忘我、樂此不疲，這件事肯定是你的最愛，而且能夠把你所有的潛能都激發出來。當初我離開CMU，加入蘋果的工作團隊時，我和先鈴就曾親手打造我們自己的家。

那是一棟很大的平房，坐落在一片林木茂密的山坡上，當時價錢很便宜，卻耗盡我們全部的積蓄。我和先鈴為了裝修房子，不得不住在舊馬棚改成的臨時房。我在工作之餘，每天埋頭設計新居，廢寢忘食、開心極了。為了省錢，我們到處去找便宜的建材。後來找到一批質料很好的大理石地磚，價格非常便宜。考慮半天，終於買了下來。我還記得，大冷天我們還自己運，車裡車後的每個縫隙都塞得滿滿滿，結果因為負荷過重，車前輪被壓得翹起來，調整了幾次，才膽顫心驚慢慢開回家。

當我們把一千多塊大理石地磚堆在亂成一團的客廳地板上，我跟工頭說：「這些大理石磚的每一塊紋路都要能夠銜接起來，麻煩你多費心！」

「這些地磚本來就不是完整的一套，就算花再多時間也沒辦法把紋路接起來。我不可能讓我

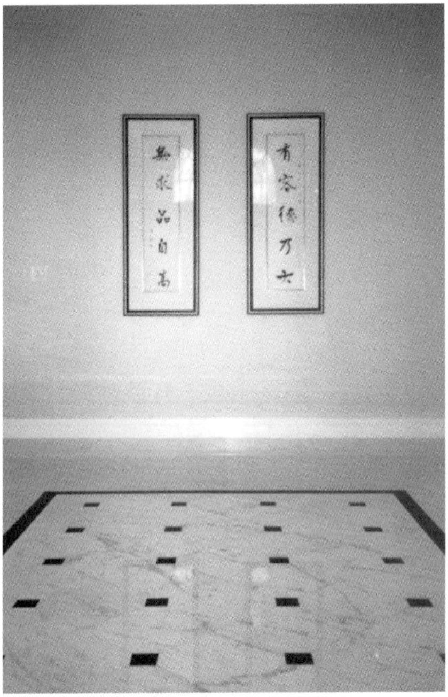

大理石地磚的一角，你看紋路是否和天然的一樣？每一塊都是我們拼成的。

的工人花時間做這種蠢事！」工頭是個中南美洲來的移民，個性爽朗，做事也十分俐落，一聽到我的要求，兩手一攤，準備走人。

怎麼辦呢？我和先鈴面面相覷，差點沒哭出來。還是先鈴厲害！她說：「我們自己來！」說到這兒，我不得不佩服先鈴！沒事的時候，她就是一個處處依賴我的弱女子，加上超級糊塗，方向感又奇差，連出個門都讓我提心吊膽。可是，就有好幾次，每當情勢一團混亂，我也茫然失措，不知道下一步該怎麼走才好時，她卻能夠風雨不驚的安慰我說：「相信我！沒事！」

於是，我們倆就開始了每天趴在地上，像拼圖似的按紋路把它們一塊一塊接起來。忙了幾天幾夜，每每累得眼冒金星、腰都直不起來，乾脆就癱在地板直接睡死過去，醒來再繼續……。等到終於拼完最後一塊磚，我打電話給工頭，請他派人過來上水泥鋪上去。他一進門，眼睛瞪得比銅鈴還大：「我的天哪！你們是怎麼辦到的？」

一千多塊大理石磚，各自帶著或深或淺的紋路，像含情脈脈的流水，也像淡淡的風靜靜蜿蜒流淌，又互相迴旋纏繞，從客廳繞到起居室，再從起居室盪向廚房……。

落腳雙溪岸

治療後期，體力各方面的狀況都還不錯，原本想及早重返工作，但同事體諒我，為了讓我徹底休息，也不派給我太多工作，讓我有充裕的時間，沉浸在設計房子的遊戲當中。我也希望藉此機會，幫愛我的家人築一個有愛的家。

台北居、大不易，尋尋覓覓，在幾位姊姊全力協助之下，我們前後看了不下六、七十棟房子，最後終於選中外雙溪的一處住所。新居不僅將是我和先鈴長居養老之處，更是我在病中省思，如何回報所有我深愛的家人，一個愛的語言、感恩的行動。而一寸一寸構思、設計，慢慢打造自己理想的居所，也完全吸引了我的熱情和專注力，癌症治療後期的身體不適，就顯得無足輕重了。

我們這棟房子座落在外雙溪岸，背倚著一片茂密的樹林，對面還有一片蒼翠的青山，坐在客廳裡，就可以聽到溪聲潺潺。為了將美麗的山景延攬進屋，我特地申請執照，打掉一面牆，用大片玻璃窗開展成一幅超大的畫框，讓白雲青山、朝暉夕陰，日日在我窗前作畫。

我雖然不斷預測紙本書即將滅亡，但還是不可救藥的鍾愛紙本書。在美國，圖書館一直是我最喜歡的地方之一，尤其對那種挑高書櫃、滿屋子藏書，還有可以滑動的梯子……特別有感覺。幸運的是新房子也有一間挑高的書房，我設計了四面與牆等高的書架，可以放下我所有的藏書。環視這些陪著我長大的書，它們幾乎就代表了我一生成長變化的軌跡。

這個書房同時也具備了休閒娛樂的功能。我的姊姊們愛唱歌，書房安裝的KTV設備可以在每週的大型家庭聚會立刻派上用場，讓媽媽和姊姊們喜樂歡唱。

我的房間要有熊

在設計房子的時候，女兒的房間花了我們最多的心思，主要是因為兩個女兒都大了，加上德寧、德亭也都有自己的想法，因此兩間女兒房的設計，就得將現在、未來的需求都考慮進去。難度之高，空前絕後。我一向是愈困難、興致愈高，只是我們的設計師就累慘了。跟設計師往來討論的信件不知凡幾。

起先我們把女兒的房間設計成城堡般的夢幻公主房，還特地去找了一套精雕細琢的公主式家具，雕工精美，我們都非常喜歡。德寧卻說：「你們從小把我打扮成公主，可是我從來都不想當公主。」

「那妳要什麼？」

「我的房間裡想要放一隻超大的熊！」

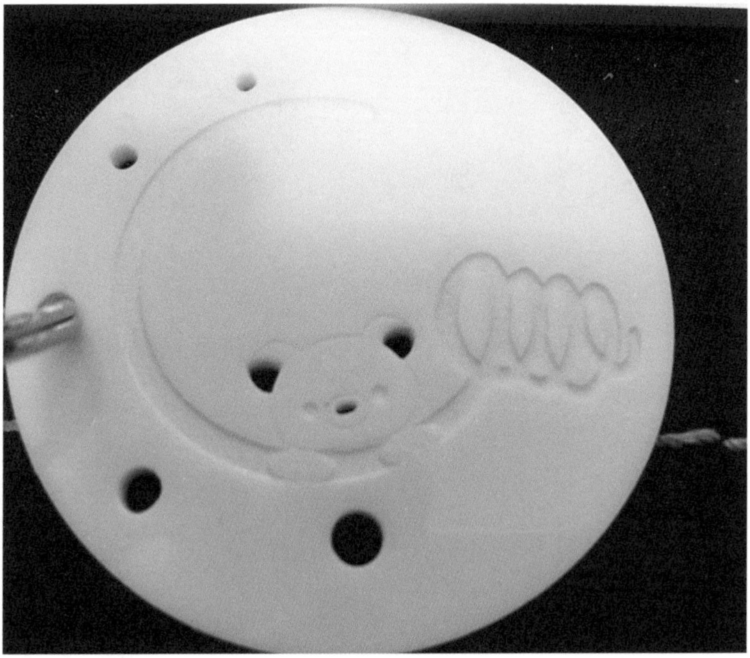

愛熊的大女兒把創新工場logo雕成一隻熊，送給我做鑰匙圈。

「可是，妳都已經二十幾歲了，還要一隻熊！難道妳的房間要設計成可愛兒童房嗎？」我心裡想著「小熊維尼」該怎麼跟歐洲公主風結合在一起。其實大女兒從小就特別喜歡熊，她的房間裡面都是各種的熊。她還把創新工場的塑膠logo雕成了一隻熊送給我。

「不，我要日本風。」

「日本風怎麼能跟熊搭在一起呢？」我一邊哀求。

「我不知道，反正這兩樣東西我都要，請立琬姊姊幫我想一想。」我們的設計師楊立琬是外甥開翔聲的妻子，德寧把球丟給她，這下該她頭大了！

小女兒德亭也沒讓我輕鬆多少。她說：「我也不要公主風，我從小最恨的就是當公主。從小就把我們當做小公主。公主似的房間，公主似的衣服，還說哪天要在後院蓋個城堡！誰說這是我們想要的啊？」我心裡一陣委屈，枉我費盡心思把她們裝扮成公主，原來她們都不愛！

德亭還說：「我想要一張可以爬到上面睡覺的雙人床。床要放在很高的地方，我在床上可以從高處看到房間每一個角落。」

「可是把一張雙人床架得高高的，很有壓迫感喔！而且其他部分很難搭配。」這是立琬的專業意見。

「睡在高高的床上，比較有隱密感。就好像躲在城堡裡，我可以看到別人，別人看不到我。」德亭非常堅持。

「妳都十八歲了，還要玩躲貓貓啊？」我趕緊幫腔。

「可是你們從來都沒有給我一個可以躲起來的地方！」我從來沒有意識到，「躲貓貓」這件事，對於一個孩子在社會化的過程當中有多麼重要！他一方面要保有自我，一方面又要走向社會化。當兩者發生衝突，或者轉換不過來時，孩子們就需要躲起來。我也是最近有較多時間跟德亭相處，才知道她一直夢想要有一個洞穴之類的地方可以「躲」起來；只有自己，不用管別人怎麼想、怎麼看。尤其是當她發現她的想法跟別人很不相同，而她又不想放棄自己、遷就別人時，乾脆就找個地方把自己藏起來。

為了滿足兩個大女孩的各種奇思妙想，立琬設計圖改了又改，每天的信件往來幾乎沒斷過。好不容易女兒想要的元素全都齊了。德亭又說了：「蘭迪教授在最後一堂課的演講中提到，他最感謝父母親從小容許他在牆上寫字。所以，我的房間裡還要有一面可以寫字的牆。」

「寫字？要妳寫在紙上的功課妳都不肯做了，還寫在牆上？」我忍不住翻舊帳，這真的很不好！可是做父母的也常常積習難改。

「我想把喜歡的名言佳句刺在身上，你們不讓！所以我想把那些字全都寫在牆上。」

我的最後要求是：「用有設計感的字體，不要破壞房間的美感！」哎，我又忍不住嘮叨。也就在這一來一往的討論之間，我才深深體會時間的可怕，明明昨天還是我的小寶貝、小可愛，一晃眼，她們都長大了。但不管將來你們會迎向怎樣的未來，家裡永遠是你們最可靠的堡壘。

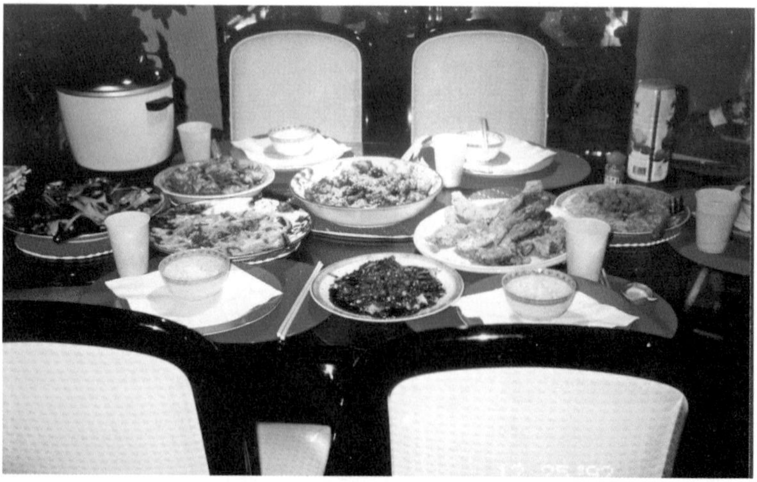

先鈴表達愛的語言，就是做一桌子好菜給大家吃。

送你一個愛的廚房

家是女人的城堡，對先鈴尤其是如此。她不愛出門逛街買名牌，也沒有一群可以喝咖啡、聊是非的姊妹淘，因此她每天在家事上面花的時間，把她的休閒、娛樂時間全都搭進去了。我常跟兩個女兒說：「每一個人都有表達自己『愛的語言』，媽媽表達愛的語言，就是做一桌子好菜給大家吃。」德寧回國度假一個月，先鈴迎接孩子回家的盛大作風，就是花了幾天幾夜挖空心思把孩子愛吃的菜一樣一樣全都做出來。

先鈴又是很實際、很節儉的人，隨著我們經濟條件漸漸好轉，我會找機會送一些浪漫的禮物給她，珠寶啦，名牌衣飾等等。可是她開心之餘，總不忘了說：「下次別買這麼貴的東西！」於是趁著設計新家，我特別和設計師溝通，打破一般的常規設計思維，我們家最舒適、最寬敞，採光、通風、視野最棒的位置不做客廳，而是做一個超級豪華大廚房。我希望用最好、最貼心的設計，做一個完美廚房，讓先鈴每天都能很開心。就像我當年在論文謝辭上寫的，我要用一輩子來回報妻子的愛與付出。

人們總說：「爐灶不熱，家道不旺。」廚房的功能既然這麼重要，可是很多房子，卻很少給廚房充足的空間。也許現在大家都不下廚了，廚房只是聊備一格的擺設，不過我們家的爐灶可是一天到晚都是熱的！無論如何，就算上天入地，我都要設法給先鈴弄來最好、最完善的廚房設備。先鈴廚藝了得，不同的菜式需要不同的爐具，這都是有講究的，每一個都得裝上才行！我花了許多功夫鑽研，比較國內外各家產品規格，找到一個特別大火力（兩萬兩千ＢＴＵ）的嵌入爐，能夠熱火炒中國菜。用了這麼大的瓦斯爐，又要找超大的抽油煙機，最後用了兩台。

再來，顧慮到先鈴怕髒、愛乾淨，流理台跟水槽的動線、款式設計，得讓她工作順手，而且輕鬆保持廚房的乾淨、乾燥。我找了又找，終於找到一款合意的設計，砧板可以在水槽上任意滑動，食材在砧板上處理好，就可以直接丟到水槽清洗；再隨手將廚餘掃到水槽下，用電動鐵胃打碎，水一沖就乾乾淨淨。

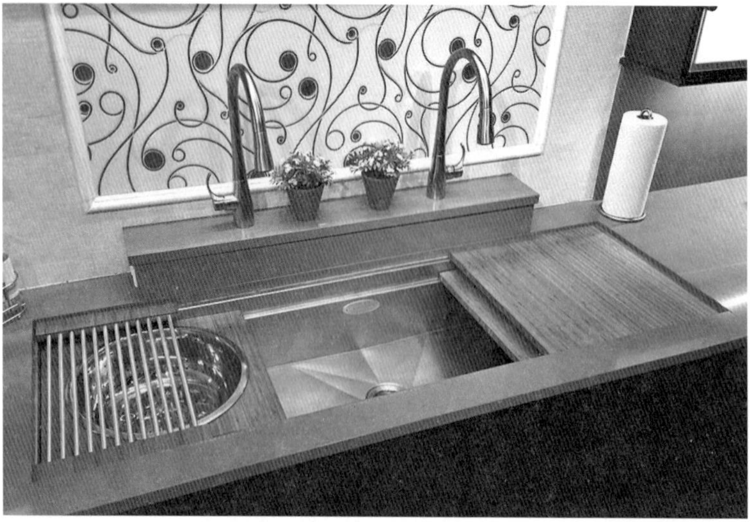

先鈴怕髒、愛乾淨，流理台跟水槽的動線、款式設計，得讓她工作順手，而且輕鬆保持廚房的乾淨、乾燥。

像她習慣每天煮兩大鍋開水，就因為擔心自來水不夠乾淨，也不信任重複加熱的電熱水瓶，所以她要先把自來水濾過再煮開；不論泡咖啡、煮湯，每天的飲用水，都得這麼先處理過才放心。每次看到她小小瘦瘦的個子，得費好大的力氣把一鍋滾燙的水從瓦斯爐上搬下來，即使我們都在，她也不肯喊人幫忙。加上我們慢慢都有些年紀了，我的擔心最後就變成惡夢，好幾次夢見她被一大鍋熱水燙傷。

後來，我當真在網路上找到台灣一款產品，跟我理想中的瞬間加熱系統完全吻合。只要自來水龍頭一開，生水進入過濾系統後，再注入到一個水缸裡備用；需要熱開水時，只需一個按鈕，就可以隨時將水吸到瞬間加熱壺，也沒有反覆加熱的問題。

再來，煮湯的大鍋抬上抬下不但費力、而且危險。我跟設計師左思右想，最後決定在流理台上挖一個洞，再擺上一只不必移動的鍋子；能夠三百六十度旋轉的熱開水龍頭可以直接把水注到鍋子裡，不論下餃子、煮麵、熬湯都在這裡。吃剩的食物殘渣或洗鍋水，只要打開鍋底的水閥，連接在下面的廚餘處理機就可以把髒東西絞碎沖到下水道。

廚房裡的細節多如牛毛，我就這麼一件一件打理、上網到全世界去搜尋適當的產品，然後訂購、聯繫貨櫃裝運、寄送，必要時才問問先鈴的意見。古人說：「治大國若烹小鮮。」英國首相柴契爾夫人也說過：「一個主婦掌管全家飲食的工作，絕不比一國首相處理國家大事輕鬆。」忙過這一回，我才算是真正體會到了。

不過比起我們攜手共度的三十幾個寒暑晨昏、比起她永無止境的付出、比起我所擁有的幸福……，我所做的或許還是很有限，但是大病之後，這是我對家人最真誠的「愛的語言」，在新居的每個環節都細細藏著我對他們的愛。我真實的明白家的意義，也相信未來的人生裡，家人會是支持我、鼓舞我向前的力量，而我將更珍惜他們給我的一切，這是人生至高的幸福。

〔後記〕

看穿生命的奧妙

中國的古話說：「禍福相倚」，西方也有「blessing in disguise（偽裝的祝福）」的俗諺，從得知罹癌到康復（雖然仍有復發風險）的這段歷程，讓我特別感受到人生的弔詭，表面是福不一定是福，表面是禍也不絕對是禍，就像太極圖中，黑與白總是共存，就看我們能否有智慧去看穿其中的奧妙。

不久前，臉書的營運長雪柔．桑德柏格的丈夫戴夫．戈德柏格意外猝逝，經歷著喪夫的悲痛，桑德柏格在一篇悼念亡夫的文章中真切的說：「我學會了感激。對那些我從前習以為常的東西懷有真正的感激——比如生命。雖然我如此心碎，但是每天看到我的孩子們，我都會為他們擁有生命而感到欣喜；我感激他們的每一個微笑和每一次擁抱；我不再對每一天習以為常。一個朋友告訴我他討厭生日，所以不準備慶祝，我含著眼淚對他說：『好好慶祝生日吧，每一次過生日都是幸運的事。』」桑德柏格的這番話，讓我特別有感觸。

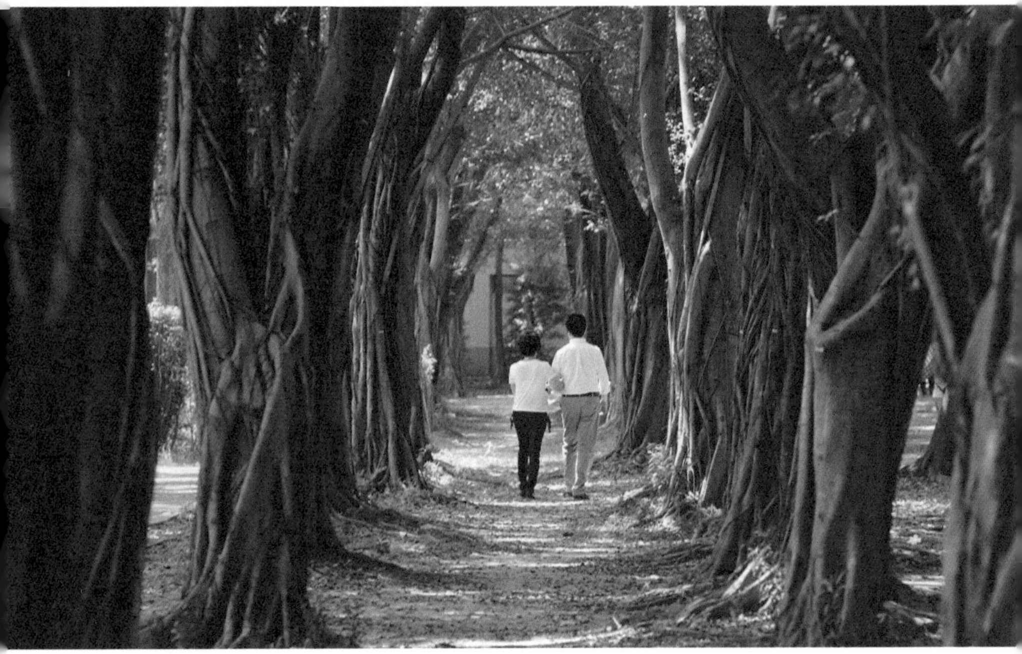

這場癌症惠賜的死亡學分教會我懂得感激，「不再對每一天習以為常」，或是視為理所當然！而因為出於真心的感激，我更懂得珍惜與我相遇的人，珍惜友情，尤其珍惜家人無私的愛。與死亡擦肩而過，讓我明白那些習以為常的情誼，往往是生命的空氣和水，看似平常卻無比珍貴，我再也不會輕忽。

我更懂得珍惜生命的可貴，身體健康的重要。名利的追求無止境，我會更懂得分辨什麼才是真正對人群有價值、有意義的成就或貢獻，而不會把生命浪費在物質的、虛榮的陷阱裡。

二〇一五年五月，我很榮幸的得到母校ＣＭＵ頒贈榮譽博士學位，並且獲邀在計算機科學學院的畢業典禮上，對畢業生致詞。我特別提醒學弟妹們：「你們有責任做出明智選擇。在技術的選擇上，要致力於能把世界變得更美好的技術，而不能僅僅局限於先進或很酷。在工作的選擇上，要選擇能拯救生命的工作，而不是破壞生命的工作；要選擇強化人類的工作，而不是取代人類的工作。選老闆時，要選擇有大愛之人，而不是貪婪小人；要選擇想幫助世界的善人，而不是想征服世界的戾氣之人。」希望大家能夠思考：我們是否憑著良心做每件事？如果每個人都這麼做，世界是否會更好？

同時，我也勸學弟妹們，要做有意義的事情，不要虛度一生：「『能力愈大，責任愈大』，你們有責任把時間花在那些真正困難的問題上。而不要把時間浪費在機器未來能做的事情上，也不要把才華浪費在重複學校所學的基礎知識，更不要接受一份沒有挑戰的工作。勇於冒險，孜孜以求，以『成為某個特殊又有用領域的最頂尖人才』為目標、為己任。」

這兩段話其實就是我當年的初心，在修完我的死亡學分以後，我更以此為職志，樂此不疲。未來我但願秉此心念，繼續以創新工場為基地，協助勇於冒險、想讓世界更新更好的創業青年，成功發展他們的志向。同時，除了在工作中協助創業青年之外，我也會用自己閒餘的時間，結識和幫助更多的有緣人（無論在網上或是見面），並秉著平等博愛的心態，盡我所能，分享我的經歷，成為他們的益友。

年過五十，歷經這場劫難，我深感這是上天給我的祝福，我會更帶著警醒的心，開展我的第二人生，更踏實自在的活出自己！也祝福所有讀者，能夠追隨己心，感恩一切，幸福生活。

心理勵志 BP366

我修的死亡學分

國家圖書館出版品預行編目(CIP)資料

我修的死亡學分 / 李開復著. -- 第一版.
-- 臺北市 : 遠見天下文化, 2015.06
面 ;　公分. -- (心理勵志 ; BP366)
ISBN 978-986-320-760-3(平裝)

1.癌症　2.病人　3.通俗作品

417.8　　104010348

作者 — 李開復
採訪整理 — 李鄧美玲

出版事業部副社長暨總編輯 — 許耀雲
副總編輯 — 王譓茹
社文叢書總監 — 吳佩穎
責任編輯 — 陳宣妙
封面設計完稿 — 羅心梅
內頁設計排版 — 吳靜慈
圖片授權提供 —《築夢者之李開復懺悔錄》(頁 3,17,24,28,57,65,89,120,176,221,249 上 ,301)、李開復(頁 4,10,37,45,49,53,68,72,73,82,83,87,109,117,124,131,133,136,139,149,154,157,163,165,169,171,178,188,205,208,211,214,216,218,219,223,225,227,229,232,235,237,239,240,241,243,249 下 ,252,255,260,261,263,265,268,271,273,282,285,287,289,294,296,298)

出版者 — 遠見天下文化出版股份有限公司
創辦人 — 高希均、王力行
遠見・天下文化・事業群 董事長 — 高希均
事業群發行人/CEO — 王力行
出版事業部副社長/總經理 — 林天來
版權部經理 — 張紫蘭
法律顧問 — 理律法律事務所陳長文律師
著作權顧問 — 魏啟翔律師
地址 — 台北市 104 松江路 93 巷 1 號 2 樓

讀者服務專線 — 02-2662-0012 ｜ 傳真 — 02-2662-0007, 02-2662-0009
電子郵件信箱 — cwpc@cwgv.com.tw
直接郵撥帳號 — 1326703-6 號　遠見天下文化出版股份有限公司

製版廠 — 中原造像股份有限公司
印刷廠 — 中原造像股份有限公司
裝訂廠 — 中原造像股份有限公司
登記證 — 局版台業字第 2517 號
總經銷 — 大和書報圖書股份有限公司　電話/ (02)8990-2588
出版日期 — 2015 年 6 月 25 日第一版第一次印行
2023 年 3 月 21 日第二版第四次印行

定價 — NT$360
ISBN 978-986-320-760-3
書號 — BBP366
天下文化書坊 — www.bookzone.com.tw

天下文化
BELIEVE IN READING